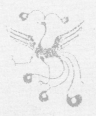

当代中医外治临床丛书

心系疾病
中医特色外治 307 法

总主编　庞国明　林天东　胡世平　韩振蕴　王新春
主　编　庞国明　翟玉民　李少阶　郭世岳

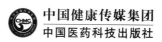

中国健康传媒集团
中国医药科技出版社

内 容 提 要

全书共分为两章，第一章为概论部分，对中医外治法治疗心系疾病的历史渊源、常用外治法与作用机制、提高外治法临床疗效的思路与方法及临床使用注意事项进行了系统介绍。第二章重点介绍了临床11种常见心系疾病的中医外治疗法。本书适合基层中医、西医、中西医结合临床工作者以及中医爱好者参考阅读。

图书在版编目（CIP）数据

心系疾病中医特色外治 307 法 / 庞国明等主编 . — 北京：中国医药科技出版社，2021.5

（当代中医外治临床丛书）

ISBN 978-7-5214-2324-2

Ⅰ . ①心… Ⅱ . ①庞… Ⅲ . ①心病（中医）—中医治疗法—外治法 Ⅳ . ① R265.2

中国版本图书馆 CIP 数据核字（2021）第 035632 号

美术编辑 陈君杞

版式设计 也 在

出版 **中国健康传媒集团** | 中国医药科技出版社

地址 北京市海淀区文慧园北路甲 22 号

邮编 100082

电话 发行：010-62227427 邮购：010-62236938

网址 www.cmstp.com

规格 710 × 1000mm $^{1}/_{16}$

印张 13

字数 200 千字

版次 2021 年 5 月第 1 版

印次 2024 年 4 月第 2 次印刷

印刷 三河市万龙印装有限公司

经销 全国各地新华书店

书号 ISBN 978-7-5214-2324-2

定价 **39.00 元**

获取新书信息、投稿、为图书纠错，请扫码联系我们。

甘洪桥　艾为民　龙新胜　平佳宜　卢　昭
叶　钊　叶乃菁　付永祥　代珍珍　朱　琳
朱　璞　朱文辉　朱恪材　朱惠征　刘　辉
刘宗敏　刘建浩　刘鹤岭　许　亦　许　强
阮志华　孙　扶　苏广兴　李　松　李　柱
李　娟　李　慧　李　淼　李义松　李方旭
李玉柱　李正斌　李亚楠　李军武　李红梅
李宏泽　李建平　李晓东　李晓辉　李鹏辉
杨玉龙　杨雪彬　吴先平　吴洪涛　宋震宇
张　平　张　芳　张　侗　张　挺　张　科
张　峰　张云瑞　张亚乐　张超云　张新响
陈　杰　陈　革　陈丹丹　陈宏灿　陈群英
武　楠　岳瑞文　金　凯　周　夏　周克飞
周丽霞　庞　鑫　庞国胜　庞勇杰　庞晓斌
郑晓东　孟　彦　孟红军　赵子云　赵庆华
赵海燕　胡　权　胡永召　胡欢欢　胡秀云
胡雪丽　南凤尾　柳国斌　柳忠全　闻海军
娄　静　姚沛雨　钱　莹　徐艳芬　高言歌
郭　辉　郭乃刚　黄　洋　黄亚丽　曹秋平
曹禄生　龚文江　章津铭　寇志雄　谢卫平
靳胜利　鲍玉晓　翟玉民　翟纪功

编撰办公室主任　韩建涛

编撰办公室副主任　王凯锋　庞　鑫　吴洪涛

本书编委会

主　编　庞国明　翟玉民　李少阶　郭世岳

副主编　（按姓氏笔画排序）

　　　　王卫国　甘洪桥　李　松　陈勇峰

　　　　赵子云　程常福

编　委　（按姓氏笔画排序）

　　　　石云霄　布天瑞　代珍珍　朱惠征

　　　　许　亦　孙　扶　杜欣冉　李　淼

　　　　李玉柱　杨　威　张欠欠　张亚乐

　　　　陈丹丹　武　楠　范艳艳　岳瑞文

　　　　柳忠全　姜　涛　班高亚　高言歌

　　　　曹秋平　谢卫平　潘子平

良工不废外治

——代前言

　　中医外治法是中医学重要的特色标志之一。在一定程度上讲，它既是中医疗法乃至中医学的起源，也是中医药特色的具体体现。中医外治法经历了原始社会的萌芽、先秦时期的奠基、汉唐时期的发展、宋明时期的丰富、清代的成熟以及当代的完善与发展。尤其是近年来，国家中医药管理局高度重视对中医外治法的发掘、整理与提升，并且将其作为中医医院管理及中医医院等级评审的考评指标之一，极大地推动了中医外治法在临床中的应用和推广。中医外治法与内治法殊途同归、异曲同工，不仅可助提临床疗效，而且可以补充内治法的诸多不足，故自古就有"良工不废外治"之说。因此，中医外治法越来越多地得到各级中医管理部门、各科临床一线医护人员的高度重视和青睐。

　　近年来，中医外治法的发掘、整理、临床应用研究虽然受到高度重视，但惜于这许许多多的传统与现代新研发的外治疗法散见于各个期刊、著作等文献之中，不便广之，尤其是对于信息手段滞后及欠发达地区的基层医务人员来说，搜集资料更加困难，导致临床治疗手段更是受到了极大的限制。为更好地将这些疗法推广于临床各科，更好地弘扬中医特色外治疗法，在上海高品医学激光科技开发有限公司、

1

河南裕尔嘉实业有限公司的支持与帮助下，我们组织了全国在专科专病领域对外治法有一定研究的 50 余家中医医院的 260 余位临床专家编撰了这套《当代中医外治临床丛书》。本丛书以"彰显特色、简明扼要、突出实用、助提疗效"为宗旨，每册分为概论和临床应用两大部分。其中概论部分对该专病外治法理论基础、常用外治法的作用机制、提高外治临床疗效的思路与方法以及应用外治法的注意事项五个方面进行阐述；临床应用部分以病为纲，每病通过处方、用法、适应证、注意事项、出处、综合评按六栏对药物外治法、非药物外治法进行详细介绍。尤其是综合评按一栏，在对该病所选外治法进行综合总结分析的基础上，提出应用外治法的要点、心得体会、助提疗效的建议等，乃本书的一大亮点，为读者正确选用外治方法指迷导津，指向领航。本套丛书共分为内科、外科、妇科、儿科、五官科、皮肤科、男科、骨伤科、肛肠科、康复科十大类 20 个分册，总计约 300 万字。其中，书名冠以"××法"，实一方为一法。希望本套丛书的出版能为广大中医、西医、中西医结合临床工作者提供一套实用外治疗法参考书。

由于时间仓促，书中难免有不足之处，盼广大读者予以批评指正，以利再版时修订完善！

庞国明

2021 年 3 月

编写说明

　　心系疾病是当前危害人类健康的主要疾病之一。近年来的统计资料表明，部分心系疾病的发病率有明显上升趋势，因此受到国内外的普遍重视。在心系疾病的治疗中，中医外治法起着重要的作用。

　　目前，中医外治法治疗心系疾病的研究开展得非常广泛，大量外治法应用于临床，取得了很好的疗效。本书虽然以讲述外治方法为主，但并不主张在临床中单独使用外治方法，读者一定要根据患者情况，合理选用中西医相结合、内外治相结合的方法治疗，以求达到更好的疗效。本书的出版发行，对促进我国心系疾病外治方法的交流发展将起到一定的促进作用，同时也为医学院校师生及从事心系疾病相关的科研、教学、临床的工作者们提供一部实用的参考书。

　　由于我们目前收集资料的途径还很局限，有些外治法，特别是民间的一些有特殊疗效的外治法没有发表途径，我们未能收集，有待今后修订时进一步充实。尽管如此，我们认为本书仍不失为目前中医外治法方面较为系统、完整的一部著作。由于编写时间比较仓促，加之我们经验不足，本书不可避免地还存在一些不足之处，因此殷切希望广大读者提出宝贵意见，我们加以修订，使之更加完善，更加适合临床查阅。如果说本书对于从事本专业读者有一定参考价值的话，编著者们将倍感欣慰。

编　者

2021 年 2 月

目 录

第一章

概论

第一节　外治法历史渊源及发展

中国历史悠久，几千年来，人们在同疾病做斗争的同时，不断积累治疗疾病的经验，并探究其中的理论，使得中医学历经数千年仍生生不息。原始社会时期，人们在劳动和生活中，与恶劣的环境抗争，不可避免地出现各种创伤。人们选用草药包扎伤口，用砭石进行简单手术等等，这便是最早的外治法，这种外治行为应该说还是一种偶然的试验行为，但随着长时间的反复尝试，长时间的反复经验积累，淘汰了多数无效或者引起严重不良反应的处理方法，保留和发展了行之有效的外治方法。

外治法是相对内治法而言的，可以认为是除口服药物以外，施加于体表皮肤黏膜或从体外进行治疗的方法，例如药物熏洗、贴敷、针灸、推拿、气功、音乐疗法等等，均属于外治法的范畴。中医外治法广泛应用于临床各科，不限于皮肤、疮疡、肛肠、伤科、妇科等传统中医外科疾病，对内科病症也有显著疗效，尤其对老幼虚弱之体、攻补难施之时或不肯服药之人、不能服药之症，中医外治法与内服法有殊途同归、异曲同工之妙，更有内服法所不及的诸多优点，且多数外治法具有起效速度快、疗效显著、运用方便、操作简单易上手、取材容易等特点，使患者乐于接受，故能千载而不衰。从其形成和发展来看，大致分为以下几个阶段，具体如下。

一、起源于原始社会

据考古学家发现，50 万年前的北京人已学会了用火取暖御寒，变生食为熟食。起初，人类在烘火取暖的同时，发现身体不适和疼痛的部位可因此得到缓解。经过漫长岁月的生活实践，又逐渐体会到用兽皮、树皮包裹烘热的石块或沙土局部加温来减轻或消除某些疼痛效果更好，也更方便，于是便产生了现在所说的热敷法。经过长期的反复实践，又渐渐发现用树枝或"药物"作燃料对局部进行温热刺激，可以缓解病痛，这样便形成了灸法。这种热敷法和灸法的应用，对胸痹心痛所表现出的疼痛症状有一定的缓解作用，可以说是外治法在心系疾病的起源，也可以说是中医外治法应用于心系疾病的萌芽阶段。

二、奠基于春秋战国

随着社会生产力的发展，人类创造了文字，医学经验的积累和传播得以突破性发展。在公元前 1300 年前的甲骨文中，已出现了医学名词的记载。前人大量有关中医外治的经验体会也自此开始有了文字上的描述。《殷墟卜辞》中就有不少中药外治的史料，据统计，有 22 种疾病使用了外治方法治疗，同时出现了用烟熏、佩带芳香药物来驱病防疫的记载。

在我国现存最早的临床医学文献《五十二病方》中就记载了熏、浴、洒、傅、涂等多种外治方法。该书载方 283 首，其中傅法最多，关于傅法的方子有 70 余首，约占全书的 1/4。其所载酒剂止痛和消毒，当是酒剂外用的最早记载，为后世所广泛沿用。该书不仅详细记载了外治的运用方法、适应证等宝贵实践经验，还强调了外治法的注意事项。

春秋战国时期，名医扁鹊针熨并举，立起虢太子尸厥，这是用中医外治法治疗厥证的最早描述，至今仍被传为佳话。在中医经典著作《黄帝内经》中，不仅全面、系统地阐述了人体解剖、生理、病理、诊断、治疗，而且较详细地论述了中药外治的方法和内容。如《素问·阴阳应象大论篇》说："其有邪者，渍形以为汗"，这是利用热汤沐浴发汗的先例。《灵枢·刺节真邪》篇指出："治厥者，必先熨，调和其经……火气已通，血脉乃行。"《灵枢·五乱》言及，乱于头，就会产生厥逆，进而头沉目眩。黄帝为此评论为五乱，认为是有规律可循的。岐伯评论到，若头部之气受阻，可从天柱、大杼之处取，不愈，可以从太阳荥输之处取。此为古代针刺治疗眩晕的证据。《黄帝内经》除了记载浸渍、热浴、热熨、涂敷、烟熏等中药外治法，还有用桂心等药物渍酒，以熨寒痹，被后世誉为膏药之始，开创了现代膏药之先河。

此时期，中医外治无论是基础理论，还是具体方法的运用，虽无完整体系和专著出现，但其治疗思想已经形成，为后世广泛应用外治法治疗心系疾病，奠定了坚实的基础。

三、发展于汉唐

东汉时期，医圣张仲景继承和发展了《黄帝内经》《难经》理论，创立了辨证论治体系，写了驰名古今、理法方药完备的《伤寒杂病论》。该书收载了许多行之有效的内服方（被后世誉称为"经方"），还介绍了不少外治方法，有些虽为救误而设，但也客观地反映了这些外治法在当时已被广泛应用于临床。其点药烙法、药摩顶法、吹喉法、鼻法、舌下含药法、灌耳法、导法（蜜煎导法）、扑粉法等中药外治法是此前古籍中鲜有记载的。而且所列举的诸法，有证有方，方法齐备，如治阳明病津伤便硬者，用蜜煎导法，此法亦可用于急性心梗患者绝对卧床致便秘的治疗。

晋代葛洪《肘后备急方》收录了大量外用膏药，如续断膏、丹参膏、雄黄膏、五毒神膏等，并注明了具体的制用方法，其中丹参膏可用于冠心病心绞痛患者，丹参膏贴敷于患者膻中穴可有效缓解心绞痛症状。皇甫谧《针灸甲乙经》卷九中言："厥心痛，与背相引，善瘈，如从后触其心，身伛偻者，肾心痛也。先取京骨、昆仑，发针立已，不已取然谷。厥心痛，暴泄，腹胀满，心痛尤甚者，胃心痛也，取大都、太白。厥心痛，如锥刺其心，心痛甚者，脾心痛也，取后谷、太溪。厥心痛，色苍苍如死状，终日不得太息者，肝心痛也，取行间、太冲。厥心痛，卧若徒居，心痛乃间，动行痛益甚，色不变者，肺心痛也，取鱼际、太渊。真心痛，手足青至节，心痛甚，旦发夕死，夕发旦死……心痛引背不得息，刺足少阴；不已，取手少阴。心痛引少腹满，上下无常处，溲便难，刺足厥阴。心痛，但短气不足以息，刺手太阴。"此详细描述了皇甫谧用针刺疗法治疗胸痹心痛病及其合并症，开创了中医针刺外治疗法治疗心系疾病的典范。王叔和《脉经》卷六《心少阴经病证第三》言："心之积，名曰伏梁，起于脐上，上至心，大如臂。久久不愈，病烦心，心痛。以秋庚辛日得之，何也？肾病传心，心当传肺，肺适以秋王，王者不受邪，心复欲还肾，肾不肯受，因留结为积，故知伏梁以秋得之。心病，其色赤，心痛气短，手掌烦热，或啼笑骂詈，悲思愁虑，面赤身热，其脉实大而数，此为可治。春当刺中冲，夏刺劳宫，季夏刺太陵，皆补之；秋刺间使，冬刺曲泽，皆泻之（此是手厥阴心包络经）。又当灸巨阙五十壮，背第五椎百壮。"该论述指出了灸法配合针刺外治法在心系疾病中的应用。《备急千金要方》中亦记载了用灸法治疗心系疾病："心懊恼，微痛烦逆，灸心俞百壮。心痛如锥刀刺，气结，灸膈俞七壮。心痛，冷气上，灸龙颔百壮。在鸠尾头上行一寸半，不可刺。心痛，恶气上，胁急痛，灸通谷五十壮。在乳下二寸。心痛暴绞，急绝欲死，灸神府百壮。在鸠尾正心，有忌。心痛，暴恶风，灸巨阙百壮。心痛，坚烦气结，灸太仓百壮。心痛，灸臂腕横纹三七壮，又灸两虎口白肉际七壮。"

隋代巢元方《诸病源候论》是我国第一部病因病机学专著，也载入了不少治疗学内容，其对外治法的运用多是数法参合，综合运用，颇具慧心，如"相摩拭目，令人目明"。示医者按摩时先涂以药膏，既可防止手法不当使皮肤破损，又有利于药物透入皮肤，手法和药物相得益彰。

唐代是我国方剂学发展的鼎盛时期，对中医外治法的研究也蔚然成风。孙思邈除了用外治法疗常见内疾，还用以救急。《备急千金要方》载许胤宗治柳太后心脑血管病中风不语，用大剂黄芪防风汤熏蒸而苏醒。其著作中亦描述了用针刺及灸法治疗胸痹心痛，如："心痛如针锥，刺然谷及太溪主之。心腹中猝痛，石门主之。心疝暴痛，取足太阴。心懊恼，微痛烦逆，灸心俞百壮。心痛如锥刀刺，气结，灸膈俞七壮。心痛，冷气上，灸龙颔百壮。在鸠尾头上行一寸半，不可刺之。心痛，恶气上，胁急痛，灸通谷五十壮。在乳下二寸。心痛暴绞，急绝欲死，灸神府百壮。在鸠尾正心，有忌。心痛，坚烦气结，灸太仓百壮。心痛，暴恶风，灸巨阙百壮。心痛，灸臂腕横纹三七壮，又灸两虎口白肉际七壮。"

四、丰富于宋明

宋明时期，医学大家流派出现，百家争鸣，推动了整个中医学的迅速发展，也极大地丰富了中医外治法的内容。晋唐之后已出现中药外治法和其他学科相互渗透与结合的运用研究，如把敷药法和经络腧穴的特殊功能结合起来，创立了穴位敷药法，大大提高了疗效。李时珍《本草纲目》中就记载了不少穴位敷药疗法，并为人所熟知和广泛采用。明代张时彻用穴位贴敷疗法治疗高血压效果显著，其所著《急救良方》中记载可取蓖麻子，重量约一两，去皮，捣烂，贴痛处，治头痛。

南宋《幼幼新书》分四十论、五百四十七门，纵论古今，集百病之方论，其中外治方法丰富，内容详备。明代李时珍的举世巨著《本草纲目》汇集千种资料，荟萃明代及以前单验方万余首，内治、外治并重，收载了涂、扑、擦、吹、含漱、口嚼、敷、摩背、贴囟、指醮药摩擦、含咽、沐浴、导下、坐药、吹鼻、塞鼻、热浴、抹唇、灯火焠等数十种中医外治法，治疗范围亦日渐扩大。明代张景岳《类经》中提及用放血疗法治疗高血压所致头痛，曾言可刺头上、两额、两眉间，使三处出血，治疗一般性头痛以及较重的头痛患者。

随着中医外治法临床应用的不断扩展，人们对外治机制有了初步认识。如北宋末年《圣济总录》认为："治外者，由外以通内，膏熨蒸浴粉之类，借以气达者，是也……凡导引痹郁者，于酒为宜。风痹之治，多专于渍酒者如此；散者，取其渐渍而散解……取其膏润，以祛邪毒，凡皮肤蕴蓄之气，膏能消之，又能摩之也；熨，资火气以熨寒结，凡筋肉挛急，顽痹不仁，熨能通之。"初步探讨了膏能消除"皮肤蕴蓄之气""熨，资火气以熨寒结"等中医外治法机制。金元时期，长于汗吐下治病的张子和在搜集民间各种治疗方法的基础上，把众多的外治法归入汗、吐、下三法中，如谓："凡是灸、蒸、熏、渫、洗、熨、烙、针刺、砭石、导引、按摩等，凡解表者，皆汗法也""凡属化涎、漉涎、嚏气、追泪，凡上行者，皆吐法也""催生、下乳、磨积、逐水、破瘀、泄气，凡下行者，皆下法也"。这种分类法虽不尽完妥，但标志着开始对外治疗法机制进行探讨。

五、成熟于清代

从医疗的起源来看，应当说外治远早于内治，在《黄帝内经》时代即主张内外并治，但由于种种原因，后世医家大多沿着内科疾病采用汤、丸、散剂内服药治疗的思路，而忽略了外治方法，逐渐形成了只有外科疾病用外治法的重内轻外的治疗思想，使外治疗法理论体系的建立迟于内治法千余年。如前所述，在中医学长期的发展过程中，由于宋明时代的许多医家对外治方法的重视，使其治疗范围不断扩大，方法、制剂等不断完善，这为清代中医外治方法趋于成熟奠定了基础。

清代，可以说是中医外治方法较为成熟的阶段，其中以《急救广生集》《理瀹骈文》等中医外治专著的问世为代表，以较为完整的理论体系的建立为其标志。如清代名医赵学敏将岭医赵柏云的经验汇集整理，著成《串雅内编》和《串雅外编》，其《串雅外编》用一整章的篇幅介绍了120种民间外治方法。1846年鲍相璈氏的《验方新编》收录了大量民间单方、验方，其中外治法较之《串雅外编》更为多见，几乎达到大部分疾病都有一至数种外治验方。所收录的鸡子灸、桑木灸、麻叶灸等，不仅丰富了中药外治的经验，而且填补了一般针灸专著之不足。上述虽非外治专著，但也在一定程度上说明了外治疗法在当时流传之广。

中医外治法第一部专著是在清嘉庆十年（公元1805年）问世的《急救广生集》。该书是程鹏程经数十年的精心类聚，参考400余种医书，集清以前历代外治疗法之大成，博收约取，汇萃精要而成。该书共10卷，计收病症400余种，载方1500余首，叙类分编，除选粹嘉庆以前千余年外治方法外，还补录了239种病症的外治方法。该书详细介绍了各种病症的外治方法，并强调在治疗过程中还应当注意"饮食忌宜""加时加道""戒色欲"等，在卷末附录了药用引节要、用药戒、制剂法等六篇。综观全书，分门别类，眉目清晰，颇便寻览，是后世研究和应用外治法的鼻祖，其所载方药疗效显著，时至今日仍为临床沿用。

"外治之宗"吴师机在精心研究前贤外治经验和亲验万人的实践基础上，对外治法进行了系统的整理和理论探索，历时数十年，终于著成举世闻名的《理瀹骈文》一书。该书共收录外治方法近百种，载方达1500余首，治病范围及内、外、妇、儿、皮肤、五官等科。是书提出："病有内症、外症，治有内治、外治。外者外治，亦需内治；内者内治，也有外治""治虽在外，无殊治在内也""外治之理，即内治之理；外治之药，亦即内治之药，所异者法耳。医理药性无二，而法则神奇变幻，上可以发泄造化五行之奥蕴，下亦扶危救急，层见叠出不穷"。并提出外治法可以"统治百病"的论断。三焦分治是《理瀹骈文》一书在外治辨证论治方法上的创新。吴师机集数十年的外治经验，以独具匠心的慧眼，将众多外治方法运用、统归"三焦分治"大法门类之下，并以嚏法可"散上焦之雾，主表，填法可疏中焦之沤，统治表里、半表半里，坐法可决下焦之渎，主里"为指导思想，创立三部应三法，为外治大营主帅而统领"约六经""察六郁""明升降""参针灸"的寓法于理、理法合一、纵横贯穿、上下相应、法中有法、纲目悉俱的外治体系。书中还总结出了敷、熨、涂、熏、浸、洗、擦、搭、抹、吹、滴、吸、坐、塞、踏、卧、点、烧、照、扎等近百种外治方法，为后世应用中医外治法开拓了法门。《理瀹骈文》的问世，以其丰富的内容——理、法，方、药俱备，标志着中医外治这一分支科学体系的成熟与完善。

总之，在这一时期，经过各医家长期不懈努力，悉心探索，广泛验证，有得辄著，并博收萃选，增缺补遗，小者成章，大者为著，或专或兼，尤其是《急救广生集》《理瀹骈文》两部外治专著的集成，使外治方法得以广泛交流传播，在临床应用上基本与内治法并列，并广泛用于急症、内、外、妇、儿、骨伤、皮肤、五官等科数百种病症的治疗中，把中医外治疗法推向了一个新阶段。

六、提高于现代

如上所述，中医外治法发展到清代，以外治专著问世和理论体系初步确立为其成熟标志。到了现代，由于社会的发展，科技的进步，使中医外治法这一传统医学分支学科有了更进一步发展。

近年来，就外治著述立说上，更为历代任何时期所不及，著作有《内病外治》《内病外治精要》《穴敷疗法聚方镜》《药物敷贴疗法》《脐疗》《中药外治手册》《精选外治方八百首》等。这些专论专著的问世，对传统方法及新方法进行了较全面的整理和论述，对提高中医外治疗法的疗效和推广应用，无疑会起到较大的促进作用。

综合分析上述资料不难看出，中医外治的理论研究日渐深入，或发煌古义、融汇新识，或增缺补遗、力求完美，或发前贤之未发、论前人之未述，特别是借助现代科学手段对中医外治方法、作用机制进行研究以及用现代科学观念对外治理论进行系统整理，均是历代外治专论专著所不及的。

近年来出版的中医外治专书，大都从不同角度对其起源与发展、分类方法、疗法特点、施术过程、运用原则、治疗病症、作用机制等方面进行了详细阐述，展示了中医外治理论体系的进一步完善和提高。

实验研究的开展对中医外治法来说，是最具现代科学特色的进步，尤其是中药外治疗法。实验研究主要是围绕药物吸收机制和作用机制来进行的。由于中药外治方法主要是中药通过体表皮肤、黏膜吸收来发挥作用，因此吸收机制的研究对提高中药外治法疗效有着重要作用。作用机制的研究为中药外治临床运用提供了可靠的依据。

综上所述，中医外治法起源于原始社会，来源于社会实践，历经千载，逐渐成熟，为人类的健康事业做出了卓越的贡献。纵观中医外治法发展历史，可以看出外治方药由单味药到复方药，外治方法从简单的外敷到多种剂型应用，外治应用从经验到理论升华，逐步形成了系统的中医外治理论体系。中药外治法通过经皮给药系统，经由皮肤吸收进入全身血液循环，达到有效血药浓度，避免了肝脏首过效应及胃肠道破坏，降低了药物毒性和产生的不良反应，达到内病外治、靶向治疗的目的。中医外治法正受到广大患者青睐。因此，医疗科研院所已经对中医外治方药、方法进行了深入的研究，正朝着三效（高效、速效、长效）、三小（毒性小、反应小、用量小）和五方便（生产方便、运输方便、使用方便、保管方便、携带方便）的方向努力，以更满足现代社会医疗需求。

第二节　心系疾病常用外治法

治疗心系疾病常用的中医外治方法有药物外治法和非药物外治法。药物外治法包括穴位贴敷疗法、中药熏洗疗法、药枕疗法、穴位注射疗法、中药封包疗法等；非药物外治法包括艾灸疗法、耳穴压豆疗法、针刺疗法、拔火罐法、按摩疗法、埋线疗法、形体锻炼疗法、五行音乐疗法、中医经络操疗法、超声波治疗等。以下具体介绍几种心系疾病常用的外治方法。

一、药物外治法

1. 穴位贴敷疗法

穴位贴敷疗法是中医的传统疗法，源于《黄帝内经》的经络学说，是中医学"天人相应"与"治未病"思想的体现，是一种传统中医融经络、穴位、药物为一体的复合性治疗方法。

适应证：穴位贴敷可以治疗许多全身病症，目前心内科开展的穴位贴敷主要对冠心病、心律失常、高血压等引起的胸闷、胸痛、心悸、眩晕症状及常伴随的失眠、便秘等进行辅助治疗。

禁忌证：孕妇，有严重心肺功能疾患者，2 岁以下小孩，糖尿病患者血糖控制不佳者，对该药物过敏者，皮肤长有疱、疖以及皮肤有破损者，疾病发作期（如发烧、咯血、正在咳喘等）均禁用。

2. 中药足浴疗法

中药足浴疗法是用热水或中草药汤液浸浴双脚，以达到祛病健身、颐养天年的目的。

适应证：全身各相关疾病。

禁忌证：足部有严重出血或出血倾向者，在传染病的活动期足部有开放性伤口，或有可能骨折尚未完全排除者，妇女月经及妊娠、围生期间，有严重心脑血管疾病及精神疾病，足部皮肤有破损、烧烫伤和有疮疖等感染者均禁用。

操作重点：①足浴前中药煎煮重点：首选砂锅、瓦罐等陶瓷制品，煎煮中药。煎药用水清洁、透明、新鲜、无异味，含有机盐多且杂质少的水。水量 1000~2000ml 为宜。一般药材浸泡 20~30 分钟，有些药材浸泡时须加入适量的白酒或食醋，以增加药材的亲水效果。煎煮火候和时间：先用大火煮沸，然后小火煎煮，维持一定温度。②浴足的方法：宜选用杉木盆浴足，具有质轻、保温的特点。浴足水量以能浸没双足踝关节为度，因为踝关节以下集中了人体足部六条经脉大部分腧穴，水温在 38~48℃。根据病情选用不同方剂。足部有老茧，可在 45℃左右的温盐水中浸泡后施按。

不良反应：烫伤、肢体肿胀、水疱、皮肤瘙痒、头晕不适，甚或晕厥。

应对措施：①控制水温、熏洗时间。②烫伤或起水疱者可参考外科常规处理。③皮肤瘙痒者可抗过敏治疗。④对于晕厥者，可采用针刺人中、合谷、十宣等穴位，促使苏醒。

3. 药枕疗法

药枕疗法是将具有疏通经络、调畅气血、芳香开窍、益智醒脑、强壮保健等作用的药物经过炮制后装入枕芯，制成药枕，通过药物作用于经络、血管、神经，达到防治疾病和延寿抗衰的目的。

适应证：药枕多适用于慢性疾病，如眩晕、颈椎病、偏头痛、高血压及失眠等。

主治病症及作用机制如下。

（1）眩晕：眩晕多由气血经络不通所致，药枕疗法主要通过活血化瘀、通经活络功效以达治病目的。

（2）偏头痛：引起偏头痛的病因病机主要以气虚血瘀、气滞血瘀、外感风邪等为主，有"不荣则痛""不通则痛"之说。药枕通过疏通经络、祛风活血以达到治病之效，用于偏头痛以及外感风邪引起的头痛、项强、目赤等症。

（3）失眠：中医称之为"不寐"，其形成不外乎饮食不节、情志失常、劳逸失调、病后体虚等，病因虽多，但其病理变化总属阳盛阴衰，阴阳失交。药枕疗法通过养心安神、调节神经等达到辅助改善睡眠的作用。

4. 中药封包疗法

中药封包疗法是将药物煮热，用布包裹敷于患处或穴位而治疗疾病的方法，属热敷法范畴。该法借助温热之药力，通过皮毛、腧穴、经络作用于机体，以温阳散寒、行气活血、通络止痛、消肿解毒，从而达到治愈疾病的目的。

适应证：头痛、胃脘痛、腹痛、腰痛、关节痛、痹证等。

操作方法：①将选好的药物在砂锅内或铝锅内煮热，用布包裹，贴敷患病部位或穴位。②每次热敷时间不宜超过 30 分钟，每日 1~2 次。

二、非药物外治法

1. 艾灸疗法

艾灸疗法是中医学的重要组成部分。将艾条或艾炷点燃后置于腧穴或病变部位上施灸者即艾灸疗法，操作常分温和灸、回旋灸、雀啄灸等。

适应证：主要用以治疗寒湿痹证及其他多种虚寒性疾患，由于涉及疾病较多，具体穴位须根据患者病情进行辨证选择。

禁忌证：①凡暴露在外的部位，如颜面，不要直接灸，以防形成瘢痕，影响美观。②皮薄、肌少、筋肉结聚处，妊娠期妇女的腰骶部、下腹部，男女的乳头、阴部、睾丸等处不要施灸。另外，关节部位不要直接灸。此外，大血管处、心脏部位不要灸，眼球属颜面部，也不要灸。③极度疲劳、过饥、过饱、酒醉、大汗淋漓、情绪不稳、妇女经期忌灸。④患有某些传染病，高热、昏迷、抽风期间，或身体极度衰竭时忌灸。⑤无自制能力的人如精神病患者等忌灸。

用具：治疗盘、艾条或艾炷、火柴、弯盘、小口瓶，必要时备浴巾、屏风。

操作方法如下。

（1）温和灸：将艾条燃着的一端与施灸处的皮肤保持 1 寸左右距离，使患者局部温热而无灼痛。每穴灸 3~5 分钟，以皮肤稍见红晕为度。对昏迷或局部知觉减退者，须随时注意局部温热程度，防止灼伤。温和灸适用于一切艾灸疗法适应证者。

（2）回旋灸：又称熨热灸，即将点燃的艾条一端接近施灸部位，距皮肤 1 寸左右，平行往复回旋施灸。一般灸 20~30 分钟。适用于各种痹证、麻木和皮肤病。

（3）雀啄灸：将艾条点燃的一端对准穴位，似鸟雀啄米状，一上一下地进行艾灸。一般可灸 5 分钟左右，适用于晕厥、急性腹痛和虚寒证患者。

操作过程以局部皮肤红晕、患者感到温热但无灼痛为度。注意随时弹去艾灰，询问患者有无不适，防止艾灰脱落，造成烧伤或毁坏衣物。

常用穴位：①气海，关元，中脘，足三里。②身柱，肾俞，脾俞，脊中。③大椎，华盖，梁门，肝俞。④行间，中极，肺俞，膈俞。

2. 耳穴压豆疗法

耳穴压豆疗法是将表面光滑，近以圆球状或椭圆状的中药王不留行籽或小绿豆等，贴于小块胶布中央，然后对准耳穴贴紧，并给予适度的揉、按、捏、压，使患者耳朵感到酸麻胀或发热。贴后嘱患者每天自行按压数次，每次 1~2 分钟。每次贴压后保持 3~7 天。

适应证：凡是可用耳针治疗的疾病，均可以用耳穴压豆疗法。常用于头痛、失眠、高血压、哮喘、心脏神经症、心律不齐、高血压、眩晕症、神经衰弱、癔症、牙痛、胆石症、慢性胆囊炎、尿路结石等患者。

禁忌证：耳部有炎症、冻伤的部位或有习惯性流产病史的孕妇禁用。

用具：王不留行籽、胶布（制成 0.7cm×0.7cm 大之小方块）、镊子、酒精棉球等。

操作方法：将王不留行籽 1 粒，置于 0.7cm×0.7cm 的小方胶布上。在选定耳穴，寻得敏感点后，即贴敷其上，用食、拇指捻压至酸沉麻木或疼痛为得气，此后每日自行按压 3 次，以有上述感觉为宜。每次贴一侧耳，两耳交替。每周贴敷 2 次，10 次为 1 个疗程。疗程间隔 5~7 天。

常见病症、常用穴位：①心悸主选穴：心、交感、神门、肾。②胸痹主选穴：心、冠状动脉后（位于三角窝内侧和耳轮脚末端）、交感、神门。③中风主选穴：神门、心、肾、皮质下、交感。可配穴：额、颞、枕、胸、肝胆、内分泌、三焦。④失眠主选穴：神门、肾、皮质下、心、枕、胃。可配穴：肝、交感。

3. 针刺疗法

针刺疗法即利用毫针等进行治疗，起源于新石器时代。针刺治疗疾病以四诊所取得的资料为基础，再用八纲进行辨证，从复杂的病情变化过程中，找出疾病的规律，即病证的阴阳、表里、虚实、寒热，然后用针刺施治。

针刺疗法具有疏通经络、调和阴阳、扶正祛邪的作用。

适应证：针刺方法对以心悸、胸痹及中风之半身不遂、口眼歪斜及（或）同时合并痹证、颈椎病等的疾病进行辅助治疗，针刺的同时可根据需要适当选用灸法。

4. 拔火罐法

拔火罐法，古代典籍中亦称之为角法。火罐法是利用燃烧时的火焰的热力，排去空气，使罐内形成负压，将罐吸着在皮肤上。操作方法及适应证如下。

（1）留罐法：是指把罐吸附在相应位置后滞留一定时间的方法。此法适用于治疗风湿痹证、感冒咳嗽、胃痛、呕吐、腹痛、泄泻等。

（2）闪罐法：是指把罐吸附于相应位置后，用一只手压住皮肤，另一只手握住罐体快速拔下的方法。如此反复多次，直至皮肤潮红、充血或瘀血为度。此法适用于治疗局部皮肤麻木、疼痛等。

（3）走罐法：指拔罐时先在所拔部位的皮肤上涂一层凡士林油（或其他润滑油），再拔罐。然后，医者用手握住罐子，在涂有凡士林油（或其他润滑油）的部位上下或左右往返推动。当所拔部位的皮肤红润、充血，甚至瘀血时，将罐起下。此法适用于治疗肌肉丰厚、皮肤平坦部位的病症，如脊背、腰臀、大腿等部位的酸痛、麻木、风湿痹痛等。

（4）刺络拔罐法：即将皮肤消毒后，用三棱针点刺出血或用皮肤针叩打后，再行拔罐，以加强刺血治疗的作用。

禁忌证：高热、昏迷、抽搐、全身水肿、恶性肿瘤、各种皮肤病及溃疡、出血性疾病、凝血功能障碍、体弱者不宜拔罐；骨骼凹凸不平及毛发多处、大血管处、孕妇腹部及腰骶部不宜拔罐。

5. 超声波疗法

超声波是一种机械波，对人体无创、无毒、无辐射，安全无副作用。其与传统的远红外、磁疗、激光、中低频等治疗方法有本质的区别，超声波能够深入人体深层，能量直接作用于病灶组织细胞，产生机械作用及温热作用，在超声波的作用下，能够改善心脑血管缺血、缺氧，可以促进动脉粥样硬化斑块的软化与吸收，从而发挥良好的治疗作用。

适应证：脑梗死、脑出血、脑动脉硬化、缺血性脑血管病、神经性头痛、冠状动脉粥样硬化、高脂血症、心绞痛等常见心脑血管疾病。

禁忌证：生命体征不平稳者，有暴露的脑组织者，脑瘤患者，有严重的出血倾向，出血量在 35ml 以上者，颅内有植入性物体者，心脏有支架、搭桥者，患有室壁瘤、主动脉瘤、急性心衰、肺水肿、心动过缓、心脏传导阻滞者，谨慎治疗。

第三节　外治法的作用机制

外治法与内治法一样，均是以中医的整体观念和辨证论治思想为指导，运用各种不同的方法将药物施于皮肤、孔窍、腧穴等部位，以发挥其疏通经络、调和气血、解毒化瘀、扶正祛邪等作用，使失去平衡的脏腑阴阳得以重新调整和改善，从而促进机体功能的恢复，达到治病的目的。"治虽在外，无殊治内也"。究其作用机制，不外乎整体作用、局部作用二端。现就传统认识和有关现代研究择述于后，以便于临床应用研究的进一步开展，弘扬中医外治疗法，造福于患者。

一、整体作用及其机制

整体作用是指在某一特殊部位施以外治，通过药物的吸收或局部刺激产生整体药理效应或全身调节作用，又可分为药物的直接作用和间接作用两种。

（1）直接作用及其机制：传统认为中医外治法的直接作用是指药物通过皮肤、孔窍、腧穴等部位直接吸收，进入经脉血络，输布全身以发挥其药理作用。实践证明，这一疗法对多种疾病有肯定疗效，其在各科临床中的应用日益受到重视。

现代研究主要是从药物的吸收机制和作用机制来进行的。外用药物的吸收主要包括皮肤吸收、灌肠吸收、鼻腔吸收、口腔吸收、眼部吸收、肺部吸收。皮肤吸收的途径主要有四个方面：一是通过动脉通道。药物经角质层转运和表皮深层转运而吸收，通过一种或多种途径进入血液循环。二是通过水合作用。角质层的含水量为环境相对湿度的函数，中药外贴，"形附丽而不离""气闭藏而不泄"，局部形成一种汗水难以蒸发扩散的密闭状态，使角质层含水量由 5%~15% 增至 50%。角质层经水合作用，可膨胀成多孔状态，易于药物穿透。三是通过表面活性剂作用。如药中所含的铅皂是一种表面活性剂，可促进被动扩散吸收，增加表皮脂膜对药物的透过率。四是通过芳香性药物的促进作用。现代通过离体实验表明，芳香性药物敷于表面可使皮质类固醇透皮能力提高 8~10 倍。现代医学研究认为，直肠吸收可以减少药物在肝脏中发生的化学变化，能较好地保持药物效力的完整性，吸收快，奏效快，是口服生物利用度的 15 倍。鼻黏膜表面积约 150cm²，其上分布丰富的血管，口腔黏膜血管丰富，眼结膜中有很多血管和淋巴管，这些都有利于药物在鼻腔、口腔、眼部的吸收。肺泡是空气 – 血液进行交换的场所，其总数为 3 亿 ~4 亿个，总面积可达 100m² 左右，而且肺泡细胞间质中有着致密毛细血管，肺泡壁和毛细血管壁仅隔 0.5~1μm，这些都成为促进肺部对药物迅速吸收而发挥治疗作用的重要因素。

直接作用机制主要是从药物成分吸收来考虑中药外用疗效的，但细致分析中药外用的情况，外用时间短的可能几个小时，长的可达数天。一般外用药物从重量来看损失很少，如分散在数天之内，每天损失的药物就更少，而损失的药物才可能被吸收。这样看来药物并没有多数被吸收，但外用药的疗效是肯定的，那只有一种可能，就是外用药并非靠吸收入血、通过循环才产生疗效，而有其他的机制。在该方面的机制研究中有必要加大中医药理论方面的内容。

（2）间接作用及其机制：间接作用是指药物对局部的刺激，通过经络系统的调节，纠正脏腑气血阴阳的偏盛偏衰，补虚泻实，扶正祛邪来治疗疾病。

传统认为中医外治法除了施药之外，还有辅助的温热刺激、化学刺激和机械物理刺激（如中频脉冲、红外线、超声波治疗等）作用，以加速血液循环，促进药物的渗透、吸收和传播，增强全身效应。此外，从某种意义上讲，中药外敷于腧穴，可以通过经穴 – 内脏有关途径，作用于体内各个系统，而起到多系统、多器官、多环节的调整作用。

现代研究表明，中医外治药物除直接进入血液循环系统发挥治疗作用外，还有调整系统组织器官功能和机体免疫功能等作用，以发挥其间接治疗作用。如灸法可使白细胞、红细胞数量显著增加，使血沉速度下降。这一指标的改善与艾灸对风湿性关节炎、类风湿关节炎、结核病等血沉升高性疾病的临床疗效是一致的。间接机制可能是与中医药理论关系最近的一种机制，通过穴位刺激、经络传感而产生远距离的作用。中药的外用有不少情况下是一种刺激反馈，对该机制进行进一步研究可能会导致一些新的发现。

二、局部作用及其机制

局部作用是指药物对病变部位的局部治疗作用而言。如疔、疮、疖、痈外敷如意金黄膏以清热解毒、消痈散结，跌打损伤、关节肿痛外敷消肿止痛膏以活血通络、消肿止痛，中药保留灌肠治疗结肠炎，中药封包腰椎治疗腰痛等，均为中医外治局部作用的体现。

药物外治局部作用的现代研究认为，一些中药如黄连、黄柏、金银花、连翘等有抗菌、抗病毒成分，具有良好的抗感染作用，而蛇床子、射干等对皮肤真菌有抑制或灭杀作用，被广泛应用于头癣、甲癣的外治中。对有祛腐生肌作用的药物进行研究发现，其对伤口的修复作用主要有以下机制：促进细胞的增生分化与肉芽组织的增长速度；促进巨噬细胞的游出；改善创面血液循环，增加局部供血、供氧量，从而加速创面新陈代谢，促进创面愈合。

该方面的机制可能是现在外用中药中最好解释的部分，中药外用在很大程度上是在局部应用，发挥局部疗效。中药的一些成分可在局部大量聚集，这是其产生疗效的基础，但缺少相应的现代佐证，有必要加强这方面的研究。

目前对中医外治法机制的认识，已有一个良好的开端，为应用、研究的开展提供了一定的客观依据，但无论是中医还是西医，对此的认识均不够全面和系统，尚有待于深入探讨和进一步提高。

第四节　提高外治法临床疗效的思路与方法

外治法是经皮肤给药或者在体外治疗人体内部疾病的一种方法，也称透皮疗法，是一种毒副作用小、患者易于接受的治病手段，结合心内科临床实际，我们认为，要提高外治法的临床疗效，需要从以下几个方面入手。

一、传统观念和现代观念并存

传统观念即"外治之理即内治之理"，就是说须以中医基本理论为准，明阴阳五行，识脏腑经络，辨寒热虚实，分标本缓急，选方施法。一般认为，心系疾病的病因多是瘀血、痰浊、寒凝、气虚等，其中瘀血占了很大一部分，所以治疗方案里也多以化瘀通络为主。西医学认为冠心病心绞痛、心肌梗死等是由于冠脉急性或者慢性闭塞不通导致。两者认识基本相同，所以我们既可以应用针刺和贴敷膻中、神门、内关等传统外治法，也可以运用现代的体外反搏、空气波治疗等手段改善循环，促进心血管功能恢复。我们要应用好传统和现代两种手段，取得最佳治疗效果。

二、不同的外治法联合运用

不同的外治法有不同的主要治疗病种，但是对一种疾病的治疗往往可以应用好几种不同的外治方法，我们要明白每种外治法的作用机制，将作用相同或者相近的外治法联合运用，以便达到更好的临床疗效。比如针对心血管中瘀血痹阻的病种，我们既可以通过针刺疏通经络，也可以通过中药浴足起到化瘀通络的作用，配合应用，对体内瘀血的化解会起到更好的效果。

三、一方一病和一方多病变通应用

一方一病指一个方药治疗一个疾病或证候，如我们临床选用吴茱萸涌泉外贴方治疗肝肾亏虚型眩晕，艾灸神阙穴治疗心衰合并胃肠道不适属于虚寒型者，这种方法大都药味少、药力专、功效单一，适用于急性疾病或症状。一方多病则是一个方剂可应用于多科多种疾病，目前我们医院（开封市中医院）应用的护心贴选药 20 余味，能治疗胸痹、心悸、喘证等多种疾病，这类方剂一般含药味数多，治疗病种多，生效时间较慢，有效期较长，适用于慢性疾病和防病保健。

四、中西药合用

外治法包括中药外治法，目前医学文献中出现的外治法应用的大多是中药，中药所含有效成分多而复杂，在内病外治方面占绝对优势，但近年来也出现了西药外治法，中西药合用则是取中药刺激量大、渗透力强和西药药力专的长处。

五、化学物质再加物理因素

我们在运用中药外治疗法时，由于人体皮肤屏障功能强，往往使药物有效成分难以渗入，使外治法难以发挥更大的作用。于是就应考虑加入物理因素，如在贴敷中药的基础上结合光、电、热、磁、声波等以增加药物的透入量和刺激量。

总之，要想提高内病外治的临床效果，必须灵活运用中医的基本理论和现代的皮肤吸收机制及物理因素等，使各种方法发挥最大效用。

第五节　应用外治法注意事项

中医外治法方法众多，适应证广，选法择药恰当与否直接影响临床疗效，因此，中医外治法的注意事项亦应引起重视。具体从以下几个方面分析。

一、辨证论治

中医外治疗法是中医学的重要组成部分，它与内治疗法一样，必须坚持以中医理论为指导，严格遵循辨证论治的原则。吴师机曾特别强调，中医外治要"先辨证，次论治，次用药"，并明确指出辨证有五："一审阴阳，二察四时五行，三求病机，四度病情，五辨病形，精于五者，方可辨证分明。"辨证是论治的前提和依据，也只有明确病变的阴阳、表里、虚实、寒热等属性，抓住疾病本质，把握病证的标本、轻重、缓急，才能正确施治，达到预期效果。例如泄泻一病，症见暴注下迫，肛门灼热，粪便臭秽难闻，舌苔黄腻，脉滑数，证属湿热下注，宜选用葛根芩连汤或黄芩汤灌肠治疗；若大便清稀，完谷不化，属于脾胃虚寒者，则宜用温中祛寒药物敷脐治疗。只有如此辨证论治才能使外治疗法有据可依，有法可循，更好发挥治疗作用。如果虚实不明，寒热不辨，表里混淆，阴阳不分，不但难以奏效，而且还可能导致病情恶化。

二、选择正确的给药途径、剂型及治疗方法

给药途径和治疗方法的选择，是运用中药外治疗法的又一重要环节，临床上可参考以下几点。

（1）根据藏象学说，选取窍道给药途径：常用的方法有点舌、吹喉、滴眼、塞鼻、滴耳、灌肠等。以肺脏为例，肺居上焦，主表，开窍于鼻，

鼻的通气和嗅觉与肺经功能密切相关，据此可采用塞鼻法、鼻嗅法等外治方法治疗肺经疾患。正如吴师机所说："大凡上焦之病，以药研细末，嗜鼻取嚏发散为第一捷法。"

（2）根据病证特点，选择全身或局部给药途径：外科疾患，当其局限于体表某一部位时，可选择局部给药途径，使药物直达病所，奏效迅捷。如治疗疮、疖、疔、毒，可选取如意金黄膏外敷，以清热解毒、消肿散结；对于颈、腰椎疾患，宜采用中药电离子导入、薄贴、热熨、药物灸治、封包等局部外治给药法。而一些皮肤病和部分内科突发病，如感冒、麻疹、痹证、半身不遂等，则宜分别选用药浴、药衣、溻渍、药被等全身体表给药法。

（3）根据病情需要，可采取多种外治方法联合应用：如抢救高热昏迷患者，既可用开关散嗜鼻取嚏，同时又可配合安宫牛黄丸鼻饲以助其清心开窍之力。再如治疗疮疡疾患，一般宜先用淋洗疮口法，再加以掺药法，尔后结合油膏外敷法。如此数法并施，则作用明显增强，治疗效果亦随之提高。

（4）剂型选择：外治剂型繁多，除传统的丸、散、膏、丹等外，近年来又开发出气雾剂、灌肠剂、注射剂等。各类剂型由于制作方法不同，作用特点各异，因此临床使用时，必须合理选用，以充分发挥其疗效。如心绞痛、哮喘发作时，宜选用不同的气雾剂，以求速效。对于虚寒性胃脘痛，则宜选用热熨剂或艾灸法以温通散寒止痛。可见剂型选择合理与否，直接影响疗效的高低，必须引起足够的重视。

三、因人因时因地制宜

中医学"天人相应"的自然辩证观，说明了大自然的千变万化、寒暑交替，时刻都影响着人体的生理与病理，而人体本身又有禀赋、年龄、性别的不同，以及生活习惯和环境等差异，因而运用外治疗法，就必须注意到自然因素和人文因素，即所谓因人、因时、因地制宜。也就是不但要区别长幼、男女、体质强弱，而且要结合季节、气候、地域的不同，以选择最佳外治方法。如同为风寒感冒，小儿脏腑娇嫩、形气未充，宜用苏叶、葱白、生姜、淡豆豉加水煮沸，让患儿吸其蒸汽，汗出自解；而老人气血已衰，可用嗜鼻取嚏、生姜擦背、热敷等疗法。对孕妇则禁止在腰腹部使用刺激性强的外治法。再者，同一种疾病在不同的季节，外治用药亦当有所区别，如吴师机治疗四时伤寒的伤寒通用膏，春夏加石膏、枳实，秋冬加细辛、桂枝，就充分体现了这一精神。对麻疹欲出不透者，在夏季气候炎热时，宜用紫背浮萍、椿树皮、西河柳、生姜煮水擦洗，而冬季气候寒冷则应采用蒸汽疗法。

我国地域辽阔，各地四季气候差异悬殊，因而在运用中医外治法时，必须结合当地气候特点，确立相应治法、用药原则。如采用灌肠疗法治疗小儿外感高热时，在西北严寒地区，宜重用辛温解表之品，而在东南温热地区，辛温解表之品则宜轻用，免致过汗伤正。临床运用中药外治疗法，除应熟练掌握上述方法要领外，还必须根据病情需要及所选外治疗法在该病中的治疗地位、疗效等，有的放矢，灵活选配针灸、推拿等其他非药物外治疗法或与内治疗法结合运用，以提高临床疗效，促进患者早日康复。

四、常用外治法注意事项

1. 针刺疗法

（1）初诊患者精神紧张，或体质过于虚弱者，刺激量不宜过强，并要采取卧位，以防晕针。

（2）月经期最好不要针刺，月经不正常为了调经者除外。

（3）胸背部腧穴，针刺不宜过深，防止发生创伤性气胸等。对于脊髓、内脏和大血管附近的腧穴，注意针刺的角度、方向和深度。

（4）对于皮肤有感染、溃疡、瘢痕或肿瘤的局部穴位，不宜针刺。

（5）患者患有出血倾向的疾病如血小板减少症等不宜针刺。

2. 耳穴压豆疗法

（1）贴压耳穴应注意防水，以免脱落。

（2）夏天易出汗，贴压耳穴不宜过多，时间不宜过长，以防胶布潮湿或皮肤感染。

（3）如对胶布过敏者，可用粘合纸代之。

（4）耳廓皮肤有炎症或冻伤者不宜采用。

（5）对过度饥饿、疲劳、精神高度紧张、年老体弱者以及孕妇按压宜轻，急性疼痛性病症宜采用重手法强刺激，习惯性流产者慎用。

（6）根据不同病症采用相应的体位。

3. 艾灸疗法

（1）取合理体位，暴露施灸部位，注意保暖。

（2）在施灸过程中，随时询问患者有无烧灼感，调整距离，防止烫伤，观察病情变化。

（3）施灸过程中应及时将艾灰弹入弯盘，防止灼伤皮肤。

（4）艾灸完毕，立即将艾条插入小口瓶，熄灭艾火。

4. 药枕疗法

用来充当枕芯的药物，通常选用质地轻柔的花、叶、子类，不可过硬。如果使用质地较硬的药物，注意要将其研为粗末后再装入枕头，枕套使用真丝软缎最佳，枕巾最好使用纯棉枕巾。松软的枕头不但枕起来舒适，而且还可增加头与枕之间的接触面积，使药物充分渗透到头颈部。药枕中的药物也有保质期，在不使用药枕时，为防止有效成分挥发，应当用塑料袋包好，定期更换枕内药物。药物过敏者和孕妇慎用！

5. 拔火罐疗法

（1）拔罐时应避开风口，防止受凉。

（2）拔罐前不宜过于劳累或饮酒，以免影响疗效。

（3）每次治疗时留罐的时间为 10~15 分钟。

（4）拔罐的部位如果出现瘀斑、水疱（在规定时间内）属正常现象，可用消毒器具刺破水疱，涂以龙胆紫，以防感染。

（5）用火罐时应注意勿灼伤或烫伤皮肤。

（6）人体的眼、耳、乳头、前后阴、脐、心脏搏动处及毛发过多处等不宜拔罐。

（7）存在溃疡、水肿的部位不宜拔罐。

6. 中药足浴疗法

（1）进行足浴时注意温度适中（最佳温度为 40~45℃），最好能让水逐步变热，使足部适应。

（2）做足疗保健的时间以 30~40 分钟为宜，只有确保一定的温度和足浴时间，才能保证药物发挥最大效力。

（3）饭前、饭后 30 分钟内不宜进行足浴。

（4）足浴时，有些药物可使皮肤起泡，或局部皮肤发红、瘙痒。

（5）足浴所用外治药物，剂量较大，有些药物尚有毒性，故一般不宜入口。同时，足疗完毕后，应洗净患处，拭干。

（6）在进行足浴时，由于足部及下肢血管扩张，血容量增加，可引起头部急性缺血，出现头晕、目眩。有心脏病及身体虚弱者，洗脚泡脚时间不宜过长，一般不超过 10 分钟。

（7）按摩后 30 分钟内须饮温开水（肾脏和心脏病患者可酌量少饮一些），以利于血液循环，并有一定的排毒作用。

7. 穴位贴敷疗法

（1）贴敷后如有麻辣烧灼感，甚至起水疱，属于该药贴敷后的正常反应。若贴敷部位疼痛或烧灼感难以忍受，可自行早些揭掉药饼；若无特别不适，可适当延长贴敷时间，但睡前一定要揭掉。

（2）药饼贴好后尽量少活动，别出太多汗以免固定药饼的胶布脱落；勿吹冷空调，勿洗凉水澡，冬季注意身体保暖，因遇冷毛孔收缩会影响药物吸收。

（3）药饼取下后可以洗澡，但不要揉搓贴敷药物的地方，淋浴后用毛巾轻轻吸干穴位上的水。

（4）贴敷当天忌食辛辣、生冷、刺激性及海鲜等食物，忌饮酒。

（5）贴敷后应尽量保持每晚 7~8 小时睡眠，以提高药物利用率。

（6）贴敷后皮肤一旦出现水疱要注意保护好创面，千万不要抓挠。水疱干瘪后也尽量不揭皮、不包扎，同时穿干净、柔软、透气的全棉衣服，一般一周左右就会痊愈。

（7）贴敷治疗是一个渐渐起效的过程，需要坚持贴敷才能收到疗效，不要期望一贴药下去马上就好。

（8）贴敷后在皮肤上可能会有色素沉着，绝大多数会逐渐减退、消失。

8. 中药封包疗法

（1）进行中药封包时注意温度适中，以免烫伤局部皮肤。

（2）中药封包的时间以 30 分钟为宜，只有确保一定的温度和封包渍渍时间，才能保证药物发挥最大效力。

（3）饭前、饭后 30 分钟内不宜进行中药封包治疗。

（4）封包所用外治药物剂量较大，有些药物尚有毒性，故一般不宜入口。同时，封包渍渍操作完毕后，应洗净患处，拭干。

（5）有心脏病及身体虚弱者，封包时间不宜过长。

9. 超声波疗法

（1）治疗头与治疗部位之间一定要有传导介质（水或耦合剂）。

（2）治疗头与治疗部位之间一定要完全贴紧，不得留有空隙。

（3）在进行头部治疗时，最好将需要治疗部位的头发剪光，或尽量剪短头发，如果头发较长，一定要先将头发扒开，在头皮上涂抹耦合剂后，再在每层头发上涂抹耦合剂，保证治疗头与头皮之间每一层都有耦合剂。

（4）治疗过程中，正常情况下，患者是没有任何感觉的。如果有以下感觉，需要做相应调整：①感觉发热（轻微发热是正常的），很可能是耦合剂偏少或者是治疗头与皮肤之间有空隙（整个治疗头表面都必须与皮肤完全接触），此时要根据具体情况补充耦合剂或者是调整治疗头与皮肤的接触状况。②当患者感觉治疗部位有针刺感时，一定注意检查是否忘记涂抹耦合剂。③患者有触电的感觉，很有可能是静电的原因，将设备接地线连接到地面即可。④治疗过程中，患者有头晕或心慌等感觉时，应暂停治疗，并判断是由于患者紧张原因还是治疗功率较大所致。如果是前者，可继续治疗，如果是后者，可将治疗声强降低一档，如果患者仍然有不适感觉可停止治疗。

第二章

临床应用

第一节 高血压病

高血压病即原发性高血压，是以血压升高为主要临床表现，伴或不伴多种心血管危险因素的综合征。高血压是多种心、脑血管疾病的重要病因和危险因素，影响重要脏器，如心、脑、肾的结构与功能，最终导致这些器官的功能衰竭，迄今仍是心血管疾病死亡的主要原因之一。人群中血压水平呈连续性正态分布，正常血压和血压升高的划分并无明确界线。高血压的标准是根据临床及流行病学资料界定的。

1. 临床诊断

目前，我国采用的高血压定义为收缩压 ≥ 140mmHg 和（或）舒张压 ≥ 90mmHg，根据血压升高水平，又进一步将高血压分为 1~3 级。一般收缩压在 140~160mmHg 之间、舒张压在 90~100mmHg 属轻度高血压。收缩压为 160~180mmHg，属中度高血压，收缩压 > 180mmHg 属重度高血压。舒张压为 100~110mmHg 属中度高血压，舒张压 > 110mmHg 属重度高血压。当收缩压和舒张压分属于不同分级时，以较高的级别作为标准。

高血压诊断主要根据测量的血压值，采用经核准的水银柱或电子血压计，测量安静休息坐位时上臂肱动脉部位血压。一般来说，左、右上臂的血压相差 <（10~20）/10mmHg，右侧 > 左侧。如果左、右上臂血压相差较大，要考虑一侧锁骨下动脉及远端有阻塞性病变，例如大动脉炎、粥样斑块。必要时，如疑似直立性低血压的患者还应测量平卧位和站立位（1 秒和 5 秒后）血压。是否血压升高，不能仅凭 1 次或 2 次血压测量值来确定，需要一段时间的随访，观察血压变化和总体水平。一旦诊断高血压，必须鉴别是原发性还是继发性。原发性高血压患者须做有关实验室检查，评估靶器官损害和相关危险因素。

2. 中医分型

（1）肝阳上亢证：头晕头痛，面红目赤，烦躁易怒，口干口苦，溲黄便秘，夜睡不宁。舌边尖红（或如常），苔白或黄，脉弦有力。

（2）肝肾阴虚证：眩晕，精神不振，记忆力减退，耳鸣，失眠，心悸，腰膝无力或盗汗。舌质红嫩，苔少，脉弦细或细数。

（3）痰浊上蒙证：头重如裹，视物旋转，胸闷作恶，呕吐痰涎。舌质淡，或边有齿痕，苔白腻，脉滑。

（4）瘀血阻窍证：眩晕头痛，失眠，心悸，精神不振，耳鸣耳聋，面唇紫暗，健忘。舌有瘀点或瘀斑，脉弦涩或细涩，或弦滑。

一、药物外治法

（一）穴位贴敷疗法

处方 001

半夏，白术，天麻，虎杖，白芥子。

【用法】①将半夏、白术、天麻、虎杖、白芥子以 5∶5∶5∶5∶1 比例研末，并用陈醋、30% 姜汁、3% 氯酮、3% 丙二醇（四者比例为 2∶2∶1∶1）调和，中药与调和剂的比例为 4∶5。②穴位：单侧丰隆、曲池、太冲穴，次日轮换，每穴取 2g。③执行时间：晚睡前贴敷，晨起取下。④持续时间：8 小时。⑤频率：1 天换 1 次。⑥疗程：4 周为 1 个疗程，共 3 个疗程，每个疗程间歇 2 天。⑦贴敷方法：患者取舒适体位，充分暴露贴敷部位，局部用 75% 乙醇棉签消毒，将药物按比例调和后置于防水抗过敏的无菌薄膜贴敷上，轻轻按压，使药物和无菌薄膜贴敷于皮肤上并紧密接触。

【适应证】痰湿壅盛型高血压病。症见眩晕，头痛，头如裹，胸闷，呕吐痰涎，心悸，失眠，口淡，食少，舌胖，苔腻，脉滑。

【注意事项】以下患者慎用：①合并严重心脑血管、肝、肾和造血系统等疾病，需要药物干预者。②合并糖尿病皮肤破溃或皮肤特别敏感者。③孕、哺乳期妇女。

【出处】《护理研究》2016，30（10）：1216–1218.

处方 002

细辛 3g，沙苑子 10g，白芥子 10g，决明子 15g，菊花 15g，枸杞子 15g，生地黄 20g，女贞子 20g。

【用法】将上药研磨成粉状，加入适量醋调和，制备为类似扁豆的药丸。选定涌泉、三阴交、曲池以及双侧内关穴并定位以后，取事先制备的药丸放置在空药贴圆环内部，在上述穴位处固定粘贴，日 1 次，每次贴敷时间应保持在 6~8 小时，每个疗程 7 天。

【适应证】老年性高血压病。症见眩晕，精神不振，记忆力减退，耳鸣，失眠，心悸，腰膝无力或盗汗，舌质红嫩，苔少，脉弦细或细数。

【注意事项】若患者皮肤出现红肿、破溃、硬结，或既往存在以上中药过敏史则禁用中药贴敷治疗。

【出处】《河南中医》2014，34（02）：344-345.

处方 003

吴茱萸 100g，决明子 50g，冰片 20g。

【用法】取双侧涌泉、肝俞及肾俞穴。将诸药磨成细粉末混匀，取药末 15g，用米醋适量调为膏状。将胶布剪成 3cm×3cm 小方块，将上述中药膏贴在胶布中央备用。用 75% 乙醇棉球消毒穴位后，将贴有药物的胶布对准穴位贴压 8~10 小时。每日治疗 1 次，10 天为 1 个疗程，共治疗 6 个疗程，疗程间休息 2 天。

【适应证】老年阴虚阳亢型高血压病。症见眩晕，头痛，腰酸，膝软，五心烦热，心悸，失眠，耳鸣，健忘，舌红少苔，脉弦细而数。

【注意事项】以下患者禁用：①明确的继发性高血压、恶性高血压。②重度高血压（3 级高血压）。③伴有严重肝肾功能不全以及造血系统疾病。④重度心肺功能不全。⑤过敏体质者或治疗过程中对药物不能耐受者。

【出处】《上海针灸杂志》2015，（05）：421-423.

处方 004

吴茱萸 10g，白蒺藜 10g，牛膝 15g，夏枯草 15g，川芎 10g，红花 15g。

【用法】选取患者涌泉、三阴交、曲池、风池，将诸药磨成细粉末混匀，取药末 15g，用米醋适量调为膏状。将胶布剪成 3cm×3cm 小方块，将上述中药膏贴在胶布中央备用。用 75% 乙醇棉球消毒穴位后，将贴有药物的胶布对准穴位贴压，贴敷时间为 6~8 小时，30 天为 1 个疗程。

【适应证】难治性肝阳上亢型高血压病。症见眩晕耳鸣，头目胀痛，面红目赤，急躁易怒，头重足轻，舌红，脉弦有力。

【注意事项】以下患者禁用：①严重肝肾功能异常者。②具有精神意识障碍的患者。③有心、脑、肾等严重靶器官损害者。④合并糖尿病皮肤破损者。⑤过敏体质或者对中药过敏者。

【出处】《中西医结合心血管病电子杂志》2019，7（16）：193-194.

处方 005

吴茱萸 10g。

【用法】将吴茱萸研细末，用醋调糊做成直径 1cm 的药饼，每晚睡前贴敷双侧涌泉穴，用防过敏胶布固定，次日 8：00 取下。每日 1 次，10 天为 1 个疗程，治疗 3 个疗程。

【适应证】肝火上炎型原发性高血压病。症见眩晕耳鸣，面红目赤，急躁易怒，舌红，脉弦有力。

【注意事项】慢性肾脏疾病、肾血管疾病、嗜铬细胞瘤、原发性醛固酮增多症、皮质醇增多症、主动脉狭窄等引起的继发性高血压患者禁用。

【出处】《河北中医》2014，36（11）：1675-1676.

处方 006

川芎、丹参、红花各 2 份，细辛、檀香、乳香、没药、延胡索各 1 份，冰片 0.2 份，麝香 0.1 份。

【用法】上药研末，醋调为膏，将胶布剪成 3cm×3cm 小方块，将上述中药膏贴在胶布中央备用。用 75% 乙醇棉球消毒穴位后，将贴有药物的胶布对准膻中、心俞、内关穴贴压，每日换药 1 次，10 次为 1 个疗程。

【适应证】气滞血瘀型冠心病合并高血压病。症见头晕，头痛，胸痛气塞，心痛彻背，气短，不得平卧。

【出处】《中医外治杂志》2008，（02）：13.

处方 007

川芎、牛膝、吴茱萸等量。

【用法】将 10g 由川芎、牛膝、吴茱萸三药制成的黑膏剂分别涂抹于小方纱上，选取相应的穴位（神阙及双侧涌泉穴），用清水清洁局部皮肤，将涂抹有上述药膏的方纱贴敷在穴位上，用胶布固定，每 24 小时更换 1 次。

【适应证】阴虚阳亢型高血压脑出血。

【注意事项】有严重心、肝、肾等重要脏器损害的患者禁用。

【出处】《齐鲁护理杂志》2013，19（01）：122–123.

处方 008

菊花、吴茱萸、肉桂等量。

【用法】上述药物经太阳曝晒、烘干后研磨成粉，置于干燥处。取适量，用醋调和，敷于患者双侧涌泉穴、肝俞穴，1 次 / 天，10 天为 1 个疗程。

【适应证】肝阳上亢型高血压病。症见头晕头痛，面红目赤，烦躁易怒，口干口苦，溲黄便秘，夜睡不宁，舌边尖红（或如常），苔白或黄，脉弦有力。

【出处】《临床合理用药》2015，8（33）：122–123.

处方 009

白芥子、天麻、苍术、胆南星、川芎、白术等量。

【用法】上述药物经太阳曝晒、烘干后研磨成粉，置于干燥处。取适量用姜汁调和，敷于患者涌泉穴、中脘穴，1 次 / 天，2 周为 1 个疗程。

【适应证】痰浊型高血压病。症见头重如裹，视物旋转，胸闷作恶，呕吐痰涎，舌质淡，或边有齿痕，苔白腻，脉滑。

【出处】《临床合理用药》2015，8（33）：122–123.

处方 010

吴茱萸 30g，川芎 30g，地龙 15g，冰片 15g，蜂蜜适量。

【用法】诸药混合，研为细末，过筛，装入瓶内，密封备用。取药末 15g，用米醋适量调为膏状。穴位贴敷操作流程：贴穴前充分休息，患者取仰卧位，选好神阙穴位，将胶布剪成 3cm×3cm 小方块，将上述中药膏贴在胶布中央备用。用 75% 乙醇棉球消毒穴位，将贴有药物的胶布对准穴位贴压，每贴至少 24 小时，每周不少于 3 贴，贴敷膏药时间不超过 48 小时。每个疗程为 4 周。

【适应证】高血压病。症见头晕，头痛，心悸，烦躁，失眠，注意力减退。

【注意事项】3级高血压患者、妊娠期高血压或伴脏器衰竭、对贴敷药物过敏者禁用。

【出处】《贵州医药》2012，36（12）：1114-1115.

处方 011

三棱、川芎、附子等量。

【用法】将上述药物研磨成粉末，在干燥环境中存放备用，贴敷时取适量药粉，用白酒和醋将其调制成糊状。选取三阴交、内关、涌泉和风池4个穴位，先对皮肤进行清洁，干后每个穴位用3g药物贴敷，1次/天，治疗4周。

【适应证】肝肾阴虚型高血压病。症见心烦口干、视力减退、少寐健忘、神疲乏力、腰膝酸软等。

【注意事项】以下患者禁用：①药物使用有限制条件的妇女。②对上述药物过敏者。③近6个月发生过脑卒中或者心肌梗死的患者，合并严重靶器官损害者。④合并肾、肝、造血系统等疾病，或精神异常，或受到其他因素影响不适合应用者。⑤患有其他会增强心排出量的疾病，例如主动脉关闭不全、甲状腺功能亢进、重度贫血患者。

【出处】《中国医学创新》2016，13（02）：90-95.

处方 012

牛膝3g，吴茱萸0.5g。

【用法】晚上临睡前，以温水洗脚泡脚。将上药研为细末，醋调后以纱布覆盖，并用胶布固定，外敷于双侧涌泉穴，第2日早晨取下，时长约9小时，每日1次，连用15天。

【适应证】老年人肝肾阴虚型高血压病。症见眩晕久发不已，视力减退，少寐健忘，心烦口干，耳鸣，神倦乏力，腰酸膝软，舌红，苔薄，脉弦细。

【出处】《辽宁中医药大学学报》2013，15（04）：190-191.

处方 013

生石决明、牛膝各5g，生大黄2g，冰片0.5g。

【用法】以上 4 味中药晒干后碾碎，分成 4 等份备用，使用时分别将各等份中药粉末均匀抹于自粘无菌敷贴上，分别贴于三阴交、曲池、足三里及合谷等穴位，每次贴敷 6 小时左右，1 次 / 天。7 天为 1 个疗程，连续治疗 2 个疗程。

【适应证】阴虚阳亢型高血压病。症见头晕头痛，面红目赤，烦躁易怒，口干口苦，溲黄便秘，夜睡不宁，舌边尖红（或如常），苔白或黄，脉弦有力。

【出处】《健康之路》2018，2（17）：190.

处方 014

杜仲、钩藤、细辛、丹参、延胡索各 12g，甘遂、白芥子各 21g。

【用法】将以上各药研磨为粉状，并用姜汁调和。充分暴露各穴位（肝俞、关元、足三里、膈俞、三阴交、曲池、太冲、太溪等穴位），用 75% 的乙醇消毒，轻按压使敷贴紧贴皮肤，1 次 / 周，每周 1 个疗程，连续贴 4 个疗程。

【适应证】肝阳上亢型高血压病。症见头晕头痛，面红目赤，心烦易怒，口干口苦，舌边尖红，苔白或黄，脉弦有力。

【出处】《中国继续医学教育》2018，10（11）：141–142.

处方 015

吴茱萸，槐花，珍珠母。

【用法】上述中药按 3∶1∶1 比例配制，将配置好的药膏做成直径 1cm 大小的药丸，用专用穴位贴敷胶布准确贴敷于双侧涌泉、三阴交穴，并以拇指在贴敷穴位上持续加压按压 10 秒，每隔 10 分钟 1 次，反复按压 3 次，药丸穴位贴敷维持 6 小时。

【适应证】肝火上炎型高血压危象。症见头痛，恶心，呕吐，口苦，急躁易怒，舌质红，苔黄，脉弦数。

【出处】《中国中医急症》2014，23（04）：728–729.

处方 016

天麻 15g，钩藤 15g，石决明 20g，栀子 10g，黄芩 10g，川牛膝 15g，

桑寄生 10g，杜仲 10g，夜交藤 10g，益母草 10g，朱茯神 10g。

【用法】将上述药物研成粉末，干燥，放置备用，贴敷时用醋、姜汁、白酒 3 种溶剂按照 1∶0.1∶0.5 的比例调成糊状。患者睡前用胶布将药糊贴于神阙穴及双侧内关、三阴交、涌泉、足三里上，每穴用药 5g，早上起床时除去，每天 8 小时，每日换药 1 次，5 天为 1 个疗程，休息 2 天后可行第 2 个疗程，连用 6 个疗程。

【适应证】肝阳上亢型轻度高血压病。症见头痛，眩晕，急躁易怒，面红，目赤，口干，口苦，便秘，溲赤，舌红苔黄，脉弦。

【注意事项】以下患者禁用：①符合西医诊断标准中度高血压和重度高血压患者。②继发性高血压患者。③选穴部位皮肤破损患者。④有心、肝、肾、脑疾患和糖尿病、血液病、过敏体质、恶性肿瘤等其他疾病患者。⑤孕妇、哺乳期妇女。

【出处】《内蒙古中医药》2015，34（04）：87–89.

处方 017

天麻 9g，钩藤 12g，栀子 9g，杜仲 10g，黄芩 9g，桑寄生 9g，牛膝 12g，益母草 9g，石决明 18g，茯神 9g。

【用法】诸药研磨成粉末，混合，按照 5g 药粉 2ml 醋的比例调和成糊状，装入专用敷贴凹槽内。选取双侧涌泉穴以及神阙穴，清洁皮肤后，采用 75% 乙醇消毒，每晚睡前贴 1 贴，晨起后揭去。治疗 1 个月。

【适应证】肝阳上亢型老年高血压病。症见头痛，眩晕，急躁易怒，面红，目赤，口干，口苦，便秘，溲赤，舌红，苔黄，脉弦。

【注意事项】以下患者禁用：①继发性高血压。②合并糖尿病、急性心肌梗死、脑出血等疾病。③有肝功能损害者。④有相关药物禁忌证者。⑤贴敷部位存在皮肤创伤、溃疡及皮肤感染者。

【出处】《广东医科大学学报》2019，37（03）：270–272.

处方 018

吴茱萸 30g，黄连 180g，川芎 30g。

【用法】诸药混合，研为细末，装入瓶内，密封备用。贴敷时用米醋调成糊状，制成直径约 1.5cm、厚约 0.5cm 大小的药饼，用 75% 乙醇棉球消毒双侧涌泉穴，然后用油纸、胶布固定穴位处，留置 24 小时，每日 1 次。

【适应证】肝阳上亢兼血瘀型 1、2 级高血压病。症见头晕目眩，头痛，头如裹，面红目赤，口苦口干，耳鸣耳聋，腰膝酸软等。

【注意事项】3 级高血压患者、对贴敷药物过敏的患者禁用。

【出处】《光明中医》2014，29（11）：2342-2343.

处方 019

黄连，知母，白芍，夏枯草。

【用法】将药物烘干，以 5：2：2：1 的比例混合后使用专用中药打粉机打成极细粉末，装在瓷瓶，密封放置于阴凉处。贴敷时取以上药粉与生地颗粒剂，以 2：1 的比例混合后加入适量蜂蜜调成糊状，再将药糊涂在专用穴位贴敷敷料上备用。操作时选取涌泉穴、太冲穴，用 75% 乙醇消毒后，将穴位贴贴敷在上述两穴。每次贴敷 2~3 小时，每日 1 次，次日更换另一侧穴位交替贴敷，疗程为 10 天。

【适应证】阴虚阳亢型高血压病。症见头晕，头痛，心悸，口干，五心烦热，耳鸣，舌红少苔，脉弦细等。

【注意事项】以下患者禁用：①严重血压升高如 3 级高血压、高血压急症患者。②明确诊断为继发性高血压、难治性高血压患者。③严重心、肝、肾功能不全患者。④皮肤病或过敏体质者。⑤失智、失聪、失语、痴呆或精神病患者。

【出处】《福建中医药》2019，50（02）：19-21.

处方 020

牛膝 3g，吴茱萸 0.5g。

【用法】以温水洗脚泡脚。将牛膝 3g、吴茱萸 0.5g 研为细末，醋调后以纱布覆盖并用胶布固定，外敷于双侧涌泉穴，第 2 日早晨取下，时长约 9 小时。每日 1 次，连用 15 天。

【适应证】肝肾阴虚型高血压病。症见眩晕久发不已，视力减退，少寐健忘，心烦口干，耳鸣，神倦乏力，腰酸膝软，舌红，苔薄，脉弦细。

【出处】《辽宁中医药大学学报》2013，15（04）：190-191.

处方 021

生地黄 10g，菊花 10g，枸杞子 10g，决明子 10g，沙苑子 10g，女贞子 15g。

【用法】以上药物配制 48 小时内使用，制成直径约 1.5cm、厚约 0.5cm 大小的药饼。取足三里、曲池穴，用 75% 乙醇棉球消毒所取穴位，然后用油纸、胶布固定药饼于穴位处，留置 24 小时，每日 1 次。

【适应证】阴虚阳亢型高血压病。症见头痛，眩晕，急躁易怒，面红，目赤，口干，口苦，便秘，溲赤，舌红苔黄，脉弦。

【出处】《湖北中医杂志》2015，37（01）：62.

（二）中药浴足疗法

处方 022

桑叶 15g，桑枝 15g，吴茱萸 30g，茺蔚子 15g，磁石 10g，刺蒺藜 10g。

【用法】上药煎汤 1500ml，外洗浴足 30 分钟，每日早晚各 1 次，10 天为 1 个疗程。

【适应证】冠心病合并高血压病属肝肾不足兼肝火上炎者。症见头晕，头痛，胸痛气塞，心痛彻背，气短，不得平卧，舌红，苔薄，脉弦细。

【出处】《中医外治杂志》2008，（02）：13.

处方 023

石决明、党参、黄芪、当归、桑枝、枳壳、乌药、白芍、炒杜仲、牛膝各 6g，独活 18g。

【用法】将诸药水煎取汁，放入浴盆中，待温时足浴，1 次 / 天，10~30 分钟 / 次，每剂药可用 2~3 次。

【适应证】肝肾不足型高血压病。症见头晕，头痛，精神不振，记忆力减退，耳鸣，失眠，心悸，腰膝无力或盗汗，舌红，苔薄，脉弦细等。

【出处】《中国实用医药》2013，8（04）：213-214.

处方 024

邓铁涛教授浴足方：怀牛膝 30g，川芎 30g，天麻 10g，钩藤（后下）

10g，夏枯草 10g，吴茱萸 10g，肉桂 10g。

【用法】上方加水 2000ml 煎煮，水沸后再煮 20 分钟，取汁温热（夏季 38~41℃，冬季 41~43℃），倒进恒温浴足盆内浴足 30 分钟，每日 2 次，浴足后卧床休息，疗程为 2 周。

【适应证】肝火亢盛型、阴虚阳亢型、阴阳两虚型、痰湿壅盛型高血压病。症见头痛、头晕、胸闷、心悸等。

【出处】《辽宁中医杂志》2008，（07）：1041-1042.

处方 025

钩藤、夏枯草各 400g，肉桂 50g，川芎 150g。

【用法】将上述药物加冷水浸泡 30 分钟，煎煮 2 次，每次 30 分钟，滤过，煎液减压浓缩至 1000ml（每毫升含生药 1g），加入防腐剂静置 24 小时，过滤，定量，分装，低温间隙灭菌得成品。以此类推，制成临床观察所需量。每次取用 100ml 药液，加温开水至 2000ml，每次浴足 30 分钟，每日早、晚各 1 次，2 周为 1 个疗程，共使用 2 个疗程（连续 4 周）。

【适应证】肝阳上亢兼瘀血阻络型高血压病。症见头晕头痛，面红目赤，烦躁易怒，口干口苦，溲黄便秘，夜睡不宁，面唇紫暗，舌边尖红，或舌有瘀点或瘀斑，苔白或黄，脉弦有力。

【出处】《陕西中医》2007，（06）：675-676.

处方 026

怀牛膝 30g，川芎 30g，天麻（后下）10g，钩藤（后下）10g，夏枯草 10g，吴茱萸 10g，肉桂 10g。

【用法】以上药物加水煮沸，置于恒温浴足盆内浴足，每次 30 分钟，每日 1 次。

【适应证】阳亢阻络型 2 级高血压病。症见头晕头痛，面红目赤，烦躁易怒，口干口苦，溲黄便秘，夜睡不宁，面唇紫暗，舌边尖红，或舌有瘀点或瘀斑，苔白或黄，脉弦有力。

【注意事项】以下患者禁用：①继发性高血压患者。②原发性 1 级、3 级高血压患者。③过敏体质者。④精神病患者。⑤妊娠或哺乳期妇女。⑥合并严重的心、脑血管疾病者。⑦有肝、肾功能障碍者。

【出处】《中医研究》2014，27（09）：57-59.

（三）药枕疗法

处方 027

天麻 10g，罗布麻 100g，钩藤 150，地龙 60g，全蝎 60g，石菖蒲 60g，川牛膝 100g，菊花 100g，合欢皮 60g，石决明 150g，夏枯草 150g，豨莶草 150g。

【用法】将上方药物共研粗末，装入布袋中做枕，睡眠时用，在下面垫一个普通枕，上面放药枕。疗程为 1 个月。

【适应证】肝阳上亢型 1、2 级高血压。症见眩晕，头痛，腰膝酸软，五心烦热，心悸，失眠，耳鸣，健忘，舌红少苔，脉弦细而数。

【注意事项】3 级高血压患者、对以上药物过敏者禁用。

【出处】《光明中医》2014，29（11）：2342-2343.

二、非药物外治法

（一）艾灸疗法

处方 028

百会，内关，关元，足三里（双侧），涌泉（双侧）。

【操作】用 DAJ-10 型多功能艾灸仪，每日艾绒灸百会、内关、关元、双侧足三里、双侧涌泉穴等 1 次，每次 30 分钟，温度为 40~50℃，10 天为 1 个疗程，治疗 10 天。

【适应证】阴虚阳亢型高血压病。症见头晕头痛，面红目赤，烦躁易怒，口干口苦，溲黄便秘，夜睡不宁，舌边尖红，苔白或黄，脉弦有力。

【注意事项】以下患者禁用：①经过检查证实为继发性高血压患者。②年龄在 18 岁以下，或 70 岁以上，妊娠或哺乳期妇女。③合并肝、肾、造血系统等严重原发性疾病患者。④精神病、肿瘤患者。

【出处】《辽宁中医杂志》2008，（07）：1085-1086.

处方 029

曲池，足三里，石门。

【操作】以蘸水的棉球涂于曲池、足三里、石门穴部位，将艾绒制成米粒状大小，点燃后放于穴位上，待燃尽后去灰，每穴每次 1 壮。每星期治疗 3 次，2 星期为 1 个疗程，共治疗 3 个疗程。

【适应证】阴虚阳亢型原发性高血压。症见头晕，头痛，心悸，口干，五心烦热，耳鸣，舌红少苔，脉弦细等。

【出处】《上海针灸杂志》2014，33（09）：803–804.

（二）耳穴压豆疗法

处方 030

耳穴：肾上腺，皮质下，额。

【操作】王不留行籽贴，每次在一侧耳穴肾上腺、皮质下、额贴压，嘱患者手指按压 1~2 分钟 / 次，3~5 次 / 天，以耐受为度。

【适应证】阴虚阳亢型原发性高血压。症见头晕，头痛，心悸，口干，五心烦热，耳鸣，舌红少苔，脉弦细等。

【注意事项】以下患者禁用：①继发于其他疾病、证候或有其他合并症的高血压患者。②孕妇、哺乳期妇女、婴幼儿、未成年人、精神病患者、病情危笃或疾病晚期患者。

【出处】《实用中医内科杂志》2019，33（03）：49–52.

处方 031

耳穴：耳尖、降压沟、交感、神门、心、肾等。

【操作】单耳取穴，75% 乙醇消毒局部皮肤，然后将小胶布（0.5cm×0.6cm）粘住 1 粒王不留行籽，紧贴耳尖、降压沟、交感、神门、心、肾等耳穴部位，贴紧后用拇指和食指进行按压，手法由轻到重，以患者感到酸胀或微感刺痛及耳廓发热为度。每天 8 时、10 时、17 时、19 时规律按压，每次 60~120 秒，每隔 3 天换耳贴穴，两耳交替进行。

【适应证】肝阳上亢型高血压病。症见头晕头痛，面红目赤，烦躁易怒，口干口苦，溲黄便秘，夜睡不宁，健忘，面唇紫暗，舌边尖红，或舌有瘀点或瘀斑，苔白或黄，脉弦有力。

【注意事项】以下患者禁用：①继发性及 3 级高血压病患者。②合并心、脑疾病以及肝、肾功能损伤等其他疾病者。③妊娠及哺乳期妇女。④对王不留行籽或胶布过敏者。

【出处】《陕西中医药大学学报》2018，41（05）：38–40.

处方 032

耳穴：神门、耳尖、降压沟、皮质下、心、肝、肾等。

【操作】将王不留行籽贴于 0.6cm×0.6cm 的小块胶布中央，对准神门、耳尖、降压沟、皮质下、心、肝、肾等耳穴贴紧并稍加压力，使患者耳部感到酸麻胀或发热，贴后嘱患者每天自行按压数次，每次 1~2 分钟。3 天更换 1 次穴位，5 次为 1 个疗程，治疗 1~2 个疗程。

【适应证】阴虚阳亢型高血压病。症见头晕头痛，面红目赤，烦躁易怒，口干口苦，溲黄便秘，夜睡不宁，舌边尖红（或如常），苔白或黄，脉弦有力。

【注意事项】继发性高血压患者，合并心、脑、肝、肾和造血系统等严重原发疾病者，精神病患者及患有其他严重内科疾病和过敏体质者禁用。

【出处】《现代医院》2014，14（06）：69–70.

处方 033

耳穴：降压沟，神门，高血压点，降压点，内分泌，脾，胃，肺。

【操作】常规消毒耳廓，每次取一侧耳穴，使用 0.5cm×0.5cm 耳穴专用橡皮膏将王不留行籽贴敷所选穴位上，嘱患者每日 4 次定时规律按压（8：00、10：00、17：00、19：00），每次按压时长 3 分钟，以感觉局部酸胀为宜。每隔 1 天换另一侧对应耳穴贴压，双耳交替施治，疗程为 2 周。

【适应证】痰湿壅盛型原发性高血压。症见头重如裹，视物旋转，胸闷作恶，呕吐痰涎，舌质淡，或边有齿痕，苔白腻，脉滑。

【注意事项】以下患者禁用：①继发性高血压患者。②合并冠心病、内分泌疾病患者。③合并严重肝、肾疾病以及心力衰竭、脑血管意外者。④伴有严重精神疾病者。⑤过敏体质者。

【出处】《中国中医急症》2014，23（07）：1326–1327.

处方 034

耳穴：交感，内分泌，神门，肝，肾，降压沟，心，脾。

【操作】用 75% 乙醇进行耳廓清洁消毒后，将王不留行籽耳豆贴分别贴于上述耳穴穴位上，要求患者每天按揉 3~5 次，每次 5 分钟，以自我感觉轻微疼痛、发热或发胀为度。每次贴敷一侧耳穴，3 天后更换另一侧，休息 1 天进行下次贴敷，4 周为 1 个疗程，每 3 个月进行 1 次，总共 4 个疗程。

【适应证】阴虚阳亢型高血压病。症见眩晕，头痛，腰膝酸软，五心烦热，心悸，失眠，耳鸣，健忘，舌红少苔，脉弦细而数。

【注意事项】以下患者慎用：①继发性高血压患者。②年龄 ≥ 80 岁。③耳部皮肤溃疡、湿疹、破裂，对胶布过敏者。④合并严重心、脑、肾等重要脏器并发症者。

【出处】《继续医学教育》2019，33（07）：155–157.

处方 035

主穴：心，交感，肾，降压沟。配穴：神门，脾，肝，皮质下。

【操作】用 75% 乙醇对耳廓进行消毒，用 0.5cm×0.5cm 医用胶布粘贴王不留行籽，并贴压于所选的穴位上，其中主穴必用，选 2~3 个配穴。指导患者自行按压耳穴，3~4 遍 / 天，按压 5~10 次 / 穴，以穴位处有麻热感及疼痛感为得气。每隔 2 天进行 1 次换药，1 个疗程为 2 周，共连续治疗 2 个疗程。

【适应证】阴虚阳亢型高血压病。症见眩晕，头痛，腰膝酸软，五心烦热，心悸，失眠，耳鸣，健忘，舌红少苔，脉弦细而数。

【注意事项】以下患者禁用：①继发性高血压者。②存在重要脏器（心、肝、脑、肾等）疾病患者。③精神障碍无法配合治疗者。④凝血功能障碍者。④妊娠或哺乳期妇女。

【出处】《中国医药科学》2018，8（21）：156–158.

处方 036

主穴：降压点，神门，心，降压沟，耳尖。配穴可根据辨证加枕、皮质下、肝、肾、额。

【操作】一般选择 5~7 个穴位。使用镊子尖端在耳部相应穴位上轻轻按压，找到反应点，以局部感觉疼痛、胀痛、发热、酸麻为宜。使用 75% 乙醇棉球消毒后待干，将王不留行籽放在 5mm×5mm 的小方块胶布上，贴压在选择的穴位上，用手按压 1~2 分钟，其按压强度以患者感到疼痛但能忍受为度，每天按压 3~5 次，两耳交替进行，夏季每 1~3 天更换 1 次，冬季每 5~7 天更换 1 次。

【适应证】高血压病。症见头痛、头昏、失眠、目眩、昏厥等。

【注意事项】适用于无靶器官损伤和并发症者。以下患者禁用：①继发性高血压。②合并心、脑、肝、肾、造血系统等严重原发性疾病。③对贴敷药物或胶布过敏者。

【出处】《齐鲁护理杂志》2013，19（13）：123-124.

处方 037

耳穴：神门，降压沟，内分泌。

【操作】操作时患者取坐位或者卧位，单耳取穴。将患者耳廓用 75% 乙醇常规消毒后，左手固定耳部，右手持血管钳进行耳穴敏感点定位，当患者出现酸、麻、胀、痛的感觉时稍用力按压，使之留下压痕，然后将粘有王不留行籽的胶布（0.5cm×0.5cm）贴在选好的穴位上，每天按压 3~5 次，每次 1~2 分钟，以局部出现麻、热、胀、痛为宜。

【适应证】肝火上炎型高血压病。症见眩晕，头痛，急躁易怒，面色潮红，口苦，舌红，苔黄，脉弦。

【出处】《当代护士》2019，26（03）：104-105.

处方 038

取穴：肝、肾、角窝上、耳背沟、神门、高血压点、皮质下等。配穴：心悸及气短患者需要额外选取心脏点、交感及耳迷根；头痛严重患者则需要加枕、额；失眠患者则需要加枕、额；血脂异常的患者则需要加内分泌。

【操作】先利用探棒找到患者穴区敏感点并进行定位，对患者耳廓进行消毒和脱脂处理，而后将胶布剪成 0.7cm×0.7cm 小方块，在粘上王不留行籽后贴在患者对应的穴位上，同时护理人员需要对患者进行按压方法指导，在患者耳背沟处需要串压 3~5 粒王不留行籽。在对患者护理过程中肾穴采用轻柔按摩补法；肝穴和结节穴则需要采用对压刺激泻法；而其余穴位则采用平补平泻法。在护理过程中每次只在患者一侧耳廓处贴压，每隔 3 天交换 1 次，双耳交替贴压，8 次为 1 个疗程，同时告知患者每天自行按压穴位，每次 2 分钟，每天 3 次。

【适应证】肝阳上亢型高血压病。症见眩晕、头痛、面红目赤、脉弦、烦躁易怒、口苦而渴等。

【出处】《实用临床护理学电子杂志》2019，4（02）：137.

（三）针刺疗法

处方 039

太冲，曲池，神门，百会，合谷，足三里，三阴交。

【操作】在患者上述穴位施以针刺疗法，得气后留针 20~30 分钟。隔天 1 次，10 次为 1 个疗程，连续治疗 3 个疗程。

【适应证】阴虚阳亢型老年原发性高血压。症见头晕头痛，面红目赤，烦躁易怒，口干口苦，溲黄便秘，夜睡不宁，舌边尖红，苔白或黄，脉弦有力。

【注意事项】以下患者禁用：①继发性高血压患者。②肝、肾功能严重不全的患者。③合并糖尿病且血糖未得到良好控制的患者。④恶性肿瘤患者。⑤精神疾病患者。

【出处】《临床合理用药杂志》2018，11（16）：112-113.

处方 040

哑门，双侧风池、完骨、天柱。

【操作】用 0.25mm×40mm 不锈钢毫针，完骨进针 1 寸，针尖向鼻尖；风池进针 1.2 寸，针尖向对侧目睛；天柱垂直进针 1 寸，捻转平补平泻，以 120 次 / 分钟，捻转 2 分钟；哑门垂直进针，针尖略向下，患者头部不得前后仰俯，并在 1.0~1.5 寸提插 9 次。哑门禁止刺入硬膜。以上穴位操作后，均留针 30 分钟。

【适应证】肝火上炎型原发性高血压。症见头晕头痛，面红目赤，烦躁易怒，口干口苦，溲黄便秘，夜睡不宁，腰膝无力或盗汗，舌边尖红，苔白或黄，脉弦有力。

【注意事项】以下患者禁用：①继发于其他疾病、证候或有合并症的高血压患者。②特殊人群如孕妇，哺乳期妇女，婴幼儿，未成年人，患精神病、病情危笃或疾病晚期患者。

【出处】《实用中医内科杂志》2019，33（03）：49-52.

处方 041

人迎，合谷，太冲，曲池，足三里。

【操作】人迎：患者取平卧位，充分暴露颈部，以手扪及动脉搏动处，穴位常规消毒后，垂直进针，缓缓刺入1~1.5寸，见针体随动脉搏动而摆动，施以小幅度（＜90°）、高频率（＞120转/分钟）捻转补法1分钟，留针20分钟。合谷、太冲：垂直进针0.8~1寸，施以捻转泻法，即医者面向患者，以任脉为中心，拇指捻转作用力为离心方向，捻转1分钟，留针20分钟。曲池、足三里：垂直进针1寸，施以小幅度（＜90°）、高频率（＞120转/分钟）捻转补法1分钟，留针20分钟。每日2次，每次30分钟，30天为1个疗程。

【适应证】痰湿上蒙型1级或2级原发性高血压。症见头重如裹，视物旋转，胸闷作恶，呕吐痰涎，舌质淡，或边有齿痕，苔白腻，脉滑。

【注意事项】以下患者禁用：①各种继发性高血压患者。②高血压3级以上者。③妊娠或哺乳期妇女。④伴有严重的心、肝、肾功能障碍者。⑤伴中、重度糖尿病患者。⑥伴恶性肿瘤、精神病患者。

【出处】《山东中医杂志》2014，33（10）：824-825.

（四）穴位埋线疗法

处方 042

风池穴。

【操作】用9号注射针针头做套管，28号2寸长的毫针剪去针头做针芯，将00号羊肠线2cm放入针头内埋入风池穴，1周1次，14天为1个疗程。

【适应证】肝火上炎型高血压病。症见眩晕，头痛，急躁易怒，面色潮红，口苦，舌红，苔黄，脉弦。

【出处】《中医外治杂志》2014, 23 (04): 9.

综合评按: 高血压病是临床中常见的疾病, 根据症状不同, 高血压病可归属中医"眩晕""头痛""呕吐"等范畴。中医认为本病是由于机体阴阳失调所致。阴虚为本, 阳亢为标, 病变与五脏有关, 最主要涉及心、肝、肾, 在标为肝, 在本为肾。目前治疗多以口服西药降压药为主。随着临床研究的增多, 中医外治疗法体现出了安全、有效、价廉、操作方便等特点, 除此之外, 中医外治法还可以有效改善高血压病患者头晕、头痛、失眠、烦躁等临床症状。穴位贴敷疗法既可以发挥药物治疗作用, 也可以发挥穴位治疗作用, 同时可以根据不同证型选择相应的药物和穴位, 操作简便, 应用灵活。中药浴足疗法, 使用药物刺激足部全息穴位, 通过加热, 促进药物吸收和血液的流动, 操作简便而无毒副作用。艾灸疗法通过艾条熏蒸不同部位, 能够发挥艾的温补作用和穴位的治疗作用。耳穴压豆疗法经济实惠, 操作简单, 作用持久, 疗效明确, 随时随地可以使用。针刺疗法因选穴的不同, 可达到不同的治疗作用, 疗效确切, 但专业性强, 必须由专业的针灸医师操作才能达到相应的疗效。穴位埋线疗法作用时间持久, 但必须在严格的无菌条件下操作, 以防发生感染。轻、中度高血压病患者单独使用中医外治法治疗即可起到很好的降压作用。对于重度高血压患者, 在常规口服降压药治疗基础上, 加用适当的中医外治疗法, 不仅可以有效减少口服药物使用剂量, 减轻患者以及国家的经济负担, 还可以降低口服药物不良反应的发生率。

第二节　冠状动脉粥样硬化性心脏病

冠状动脉粥样硬化性心脏病指冠状动脉粥样硬化使血管腔狭窄或阻塞, 或(和)因冠状动脉功能性改变(痉挛)导致心肌缺血缺氧或坏死而引起的心脏病, 统称冠状动脉性心脏病, 简称冠心病, 亦称缺血性心脏病。冠状动脉粥样硬化性心脏病是动脉粥样硬化导致器官病变的最常见类型, 也是严重危害人类健康的常见病。本病出现症状或致残、致死后果多发生在

40 岁以后，男性发病早于女性。本病患者男性多于女性，多数患者年龄在40 岁以上，劳累、情绪激动、饱食、受寒、急性循环衰竭等为常见的诱因。

1. 临床诊断

根据典型心绞痛的发作特点和体征，含用硝酸甘油后缓解，结合年龄和存在冠心病危险因素，除外其他原因所致的心绞痛，一般即可建立诊断。发作时心电图检查可见以 R 波为主的导联中，ST 段压低，T 波平坦或倒置，发作过后数分钟内逐渐恢复。心电图无改变的患者可考虑做心电图负荷试验。发作不典型者，诊断要依靠观察硝酸甘油的疗效和发作时心电图的改变，或做 24 小时动态心电图连续监测。诊断有困难者可行放射性核素心肌显像、CT 或 MRI、冠脉造影检查，如确有必要可考虑行选择性冠状动脉造影。

2. 中医分型

（1）寒凝心脉证：猝然心痛如绞，或心痛彻背，背痛彻心，或感寒痛甚，心悸气短，形寒肢冷，冷汗自出，苔薄白，脉沉紧或促。多因气候骤冷或感寒而发病或加重。

（2）气滞心胸证：心胸满闷不适，隐痛阵发，痛无定处，时欲太息，遇情志不遂时容易诱发或加重，或兼有脘腹胀闷，得嗳气或矢气则舒，苔薄或薄腻，脉细弦。

（3）痰浊闭阻证：胸闷重而心痛轻，形体肥胖，痰多气短，遇阴雨天而易发作或加重，伴有倦怠乏力，纳呆便溏，口黏，恶心，咯吐痰涎，苔白腻或白滑，脉滑。

（4）瘀血痹阻证：心胸疼痛剧烈，如刺如绞，痛有定处，甚则心痛彻背，背痛彻心，或痛引肩背，伴有胸闷，日久不愈，可因暴怒而加重，舌质暗红，或紫暗，有瘀斑，舌下瘀筋，苔薄，脉涩或结、代、促。

（5）心气不足证：心胸阵阵隐痛，胸闷气短，动则益甚，心中动悸，倦怠乏力，神疲懒言，面色㿠白，或易出汗，舌质淡红，舌体胖且边有齿痕，苔薄白，脉细缓或结代。

（6）心阴亏损证：心胸疼痛时作，或灼痛，或隐痛，心悸怔忡，五心烦热，口燥咽干，潮热盗汗，舌质红少津，苔薄或剥，脉细数或结代。

（7）心阳不振证：胸闷或心痛较著，气短，心悸怔忡，自汗，动则更甚，神倦怯寒，面色㿠白，四肢欠温或肿胀，舌质淡胖，苔白腻，脉沉细迟。

一、药物外治法

（一）穴位贴敷疗法

⚕处方 043

当归 15g，川芎 10g，三七 3g，红花 10g，丹参 15g，丁香 10g，乳香 10g，没药 10g。

【用法】将诸药打粉，制成药饼置于 7mm×7mm 胶布上，背部穴位取至阳、心俞，胸部穴位取膻中、虚里，上肢穴位取内关。患者取坐位，暴露胸、背部及上肢，先对贴敷部位常规消毒，然后取直径 7mm 左右的药饼，将药物贴于穴位上，用医用胶布固定。本疗法能够有效改善急性冠脉综合征患者支架植入术后中医症候，且改善炎症因子水平。

【适应证】瘀血痹阻型急性冠脉综合征患者支架植入术后。症见胸痛剧烈，如刺如绞，痛有定处，甚则心痛彻背，背痛彻心，或痛引肩背，伴胸闷，日久不愈，可因暴怒而加重，舌质暗红，苔薄，脉弦涩。

【注意事项】要求选穴准确，贴压时以局部有酸、胀、麻、痛感，或向上、下传导。贴敷 6 小时后将药物及胶布去除，温水清洗用药部位以保持局部清洁。

【出处】《中医药导报》2019，25（10）：96-98.

⚕处方 044

葱白。

【用法】取葱白去皮须，捣膏，调以麻油成糊状，做成敷贴，每穴位 1g，分别贴敷于膻中、足三里（双侧）、心俞（双侧）、内关（双侧），分早晚 2 次，每次 3 小时。穴位贴敷能够降低心肌梗死患者氨基末端脑钠肽前体水平（NT-ProBNP），改善心功能，临床值得推广。

【适应证】寒凝心脉型冠心病急性心肌梗死。症见猝然胸痛，背痛彻心，感寒痛甚，心悸气短，形寒肢冷，冷汗自出，舌质暗红，苔薄白，脉沉紧。

【注意事项】作为辅助治疗，密切关注患者病情变化，对病情严重患者须采取紧急治疗措施。

【出处】《湖北中医杂志》2019，41（02）：36-38.

处方 045

丹芪益心贴。

【用法】每次 2 片，贴膻中、神阙或左心俞、至阳穴，每穴 1 片，48 小时交替，4 周为 1 个疗程。

【适应证】心气不足兼血瘀型冠心病心绞痛。症见心胸阵阵隐痛，胸闷气短，动则益甚，心中动悸，倦怠乏力，神疲懒言，面色㿠白，或易出汗，舌质暗红，苔白，脉沉。

【注意事项】密切关注患者病情变化，对心绞痛发作频繁或严重心律失常者，须结合西医西药治疗。

【出处】《上海针灸杂志》1997，16（05）：4-5.

处方 046

丹参 45g，川芎 45g，乳香 20g，没药 20g，苏合香 20g，延胡索 20g，冰片 10g，檀香 8g，麝香 1g。

【用法】将上药研磨成粉，加入凡士林制成膏状，每贴膏药 0.1g，随后取膻中穴进行贴敷，1 贴／天，3~4 小时／次，共治 2 周。

【适应证】气滞心胸兼血瘀型冠心病心绞痛。症见心胸满闷不适，痛有定处，或隐痛阵发，痛无定处，时欲太息，脘腹胀闷，得嗳气或矢气则舒，舌质暗红，苔薄，脉弦涩。

【注意事项】对以上药物过敏者禁用。

【出处】《中医临床研究》2019，11（04）：73-75.

处方 047

吴茱萸 3g，黄连 6g，酸枣仁 15g，麝香 0.1g，白芥子 3g。

【用法】上述药物粉碎成细粉，取少许蜂蜜及适量加水调成糊状，搓成一元硬币大小药饼待用。穴位选取心俞、厥阴俞、神门、百会、内关穴。将制好的药饼睡前贴于所选穴位上，外用橡皮膏固定，每次选取 2~3 个穴位，轮流取穴，每日 1 次，第 2 天起床后取下，共治疗 4 周。

【适应证】心阳不振兼血瘀型心绞痛合并失眠。症见胸闷或心痛，痛有定处，气短，心悸怔忡，自汗，动则更甚，神倦怯寒，面色㿠白，四肢欠温或肿胀，舌质暗红，苔白腻，脉沉细迟。

【出处】《中国中医药科技》2019，26（02）：241–242.

处方 048

吴茱萸 3g，细辛 3g，檀香 6g，三七 6g。

【用法】取吴茱萸、细辛、檀香、三七等药物研磨，精确称取 3g，用蜂蜜调制成膏状，放置于膻中穴、至阳穴，贴敷时间为 15 分钟。

【适应证】寒凝心脉兼气滞型冠心病心绞痛。症见猝然心痛如绞，或心痛彻背，背痛彻心，或感寒痛甚，心悸气短，形寒肢冷，冷汗自出，脘腹胀闷，得嗳气或矢气则舒，舌质暗红，苔薄白，脉沉紧。

【注意事项】密切观察患者病情变化，对心绞痛持续不缓解、病情严重者，须采取西医急救措施治疗。

【出处】《黑龙江科学》2019，10（14）：124–125.

处方 049

冰片 0.1g，乳香 6g，没药 6g，檀香 6g，延胡索 15g，川芎 15g。

【用法】上 6 味中药，研为极细末，用蜂蜜调成膏状。中药穴贴贴于心俞、膻中、足三里、内关穴，每日贴敷 1 次，每次持续 8 小时，14 天为 1 个疗程。

【适应证】气滞血瘀型冠心病。症见胸闷不适，隐痛阵发，痛无定处，时欲太息，脘腹胀闷，得嗳气或矢气则舒，苔薄黄，脉弦细。

【注意事项】治疗期间心绞痛发作时可含服硝酸甘油；合并其他疾病者给予相应对症治疗。

【出处】《辽宁中医药大学学报》2017，19（04）：109–111.

（二）穴位注射疗法

处方 050

复方丹参注射液，硫酸镁注射液。

【用法】用 5ml 注射器安上皮试针头，抽取复方丹参注射液 3ml，25%硫酸镁注射液 2ml，于双侧心俞穴垂直刺入 0.5~0.8cm，每穴注药 1ml，再取膻中穴向下斜刺 1cm，给药 1ml，再更换 5 号齿科麻醉针头，从双侧足三里穴垂直进针 2~3cm，并轻轻提插，待出现针感后每穴注药 1ml，隔日 1 次，7 次为 1 个疗程，共 14 天。

【适应证】瘀血痹阻型冠心病。症见胸痛剧烈，如刺如绞，痛有定处，甚则心痛彻背，背痛彻心，或痛引肩背，伴有胸闷，日久不愈，可因暴怒而加重，舌质暗红，有瘀斑，脉沉涩。

【注意事项】对上述药物过敏者禁止使用。

【出处】《实用医技杂志》1999，16（01）：36.

处方 051

黄芪注射液，丹参注射液，当归注射液。

【用法】取穴：内关、阴郄、膻中。方法：常规穴位消毒后，用 5cm 长针头注射器将适量药液混匀，刺入穴位得气后，每个穴位注射 0.5~1ml 药液，隔日 1 次，5 次为 1 个疗程。停 3 天后行下 1 个疗程。

【适应证】心气不足兼血瘀型老年冠心病心绞痛。症见心胸阵阵隐痛，痛有定处，甚则心痛彻背，背痛彻心，或痛引肩背，胸闷气短，动则益甚，心中动悸，倦怠乏力，神疲懒言，面色㿠白，或易出汗，舌质暗红，苔薄白，脉沉涩。

【出处】《河南中医》2008，28（10）：77-78.

处方 052

心血通注射液。

【用法】用 10ml 的注射器抽取 8ml 药液，用 7 号针头刺入双侧心俞穴、膈俞穴，沿脊柱方向刺入 2~3cm，得气回抽无血后，将药液注入。每个穴位注射 2ml，每日治疗 1 次，10 次为 1 个疗程。

【适应证】瘀血痹阻型冠心病。症见胸痛剧烈，如刺如绞，痛有定处，甚则心痛彻背，背痛彻心，或痛引肩背，伴有胸闷，舌质暗红，有瘀斑，脉沉涩。

【注意事项】密切关注病情变化，病情严重或持续不缓解须西医对症治疗，以免延误病情。

【出处】《湖北中医杂志》2002，24（12）：42.

处方 053

复方香丹注射液。

【用法】穴位选择：第 1 组：内关（双侧），丰隆（双侧），阳陵泉（双侧）；第 2 组：心俞（双侧），通里（双侧），太冲（双侧）；第 3 组：膈俞（双侧），足三里（双侧），三阴交（双侧）。方法：用一次性 2ml 或 5ml 注射针管抽取复方香丹注射液 2~4ml，每次选择 2~4 个穴位，用 75% 乙醇在穴位周围严格消毒，然后进行针刺，针刺深度以患者产生针感为度，回抽无血时将药物注入 0.5~1ml，依次在所选穴位针刺注射。每天注射 1 次，3 组穴位交替使用，10 次为 1 个疗程。

【适应证】瘀血痹阻型冠心病。症见胸痛剧烈，如刺如绞，痛有定处，甚则心痛彻背，背痛彻心，或痛引肩背，伴有胸闷，舌质暗红，有瘀斑，脉沉涩。

【注意事项】密切关注病情变化，及时给予相应处理。

【出处】《陕西中医》2007，28（02）：204–205.

（三）中药熏洗疗法

处方 054

白芷 15g，胆南星 15g，红花 15g，清半夏 15g，吴茱萸 15g。

【用法】将以上药物研磨成粉，与 100℃热水混匀后对足部进行熏蒸，时间为 15 分钟，待水温降至 40℃后浸泡双脚，时间为 20 分钟，每日 1 次。

【适应证】寒凝心脉兼血瘀型冠心病心绞痛。症见猝然胸痛，背痛彻心，痛有定处，感寒痛甚，心悸气短，形寒肢冷，冷汗自出，舌质暗红，苔薄白，脉沉涩。

【注意事项】水温以 40℃为适宜，避免水温过高烫伤患者。

【出处】《光明中医》2019，34（11）：1757–1759.

（四）中药封包疗法

处方 055

细辛 20g，制附子 15g，肉桂 15g，补骨脂 15g，川芎 20g。

【用法】上药研末拌匀，每 50g 中药用纱布小袋分装，热水浸泡 30 分钟至 40℃，热敷虚里穴（左胸乳头下心尖搏动处），每日 1 次，1 次 6 小时，30 天为 1 个疗程。

【适应证】寒凝心脉型冠心病心绞痛。症见猝然心痛如绞，心痛彻背，背痛彻心，心悸气短，形寒肢冷，冷汗自出，苔薄白，脉沉紧。

【注意事项】心绞痛发作者可临时含服硝酸甘油。

【出处】《中国中医急症》2008，17（07）：906-907.

（五）中药离子导入法

处方 056

当归 30g，丹参 30g，红花 30g，桃仁 15g，钩藤 30g，络石藤 30g，羌活 30g。

【用法】将上药浸在酒中，浸泡 30 天开始使用。①检查仪器：仪器处于功能状态。②电极准备：将浸药棉平整垫于金属电极板上。③患者准备：患者取俯卧位，取心俞穴，用酒精棉球清洁局部皮肤。④调节时间：按钮调至 25 分钟，根据患者病情调节电强度，然后按热疗选择键至强档，4 分钟后选择弱档。⑤定时结束后，有声讯提示，输出自动切断。取下电极板，为患者清洁局部皮肤，协助其取舒适卧位，整理用物。

【适应证】瘀血痹阻型冠心病。症见胸痛剧烈，如刺如绞，痛有定处，甚则心痛彻背，背痛彻心，或痛引肩背，伴有胸闷，舌质暗红，有瘀斑，脉沉涩。

【出处】《中国现代药物应用》2010，4（15）：111-112.

（六）喷雾疗法

处方 057

复方丹参气雾剂。

【用法】应用复方丹参气雾剂，每次舌下喷吸 3~5 下，每日 3 次，7 天为 1 个疗程。

【适应证】瘀血痹阻型冠心病。症见胸痛剧烈，如刺如绞，痛有定处，甚则心痛彻背，背痛彻心，或痛引肩背，伴有胸闷，舌质暗红，有瘀斑，脉沉涩。

【注意事项】密切观察病情变化，如不缓解及时给予其他治疗。

【出处】《实用中西医结合临床》2005，5（01）：6-7.

（七）滴鼻疗法

处方 058

葛根 10g，党参 10g，当归 10g，冰片 0.1g，肉桂 2g，炙甘草 6g，酸枣仁 10g.

【用法】上药做成滴鼻剂，每次每鼻孔喷 2 下（吸气时喷吸入鼻，每次共喷 4 下，约含生药 2.4g），1 日 3 次，心绞痛发作时临时加用 1 次。疗程为 4 周。

【适应证】气虚血瘀型冠心病不稳定型心绞痛。症见心胸阵阵隐痛，胸闷气短，痛有定处，心痛彻背，背痛彻心，动则益甚，心中动悸，倦怠乏力，神疲懒言，面色㿠白，或易出汗，舌质暗红，有瘀斑，脉沉涩。

【注意事项】以下患者禁用：①心绞痛分级属重度者。②合并肝、肾和造血系统等严重原发性疾病、精神病患者。③经检查证实为冠心病心肌梗死、先天性心脏病、重度神经官能症、更年期症候群、颈椎病所致胸痛者。④年龄在 18 岁以下或 70 岁以上、孕妇及哺乳期妇女、严重鼻疾患者。

【出处】《湖北中医杂志》2005，27（12）：5-7.

处方 059

苏合香 2g，冰片 0.1g，川芎 10g，山茱萸 6g。

【用法】将上药做成滴鼻剂，当患者心绞痛发作时，立即将滴鼻剂滴入鼻孔近外端，每次 2~3 滴。

【适应证】心阳不振兼血瘀型冠心病。症见胸闷或心痛较著，痛有定处，气短，心悸怔忡，自汗，动则更甚，神倦怯寒，面色㿠白，四肢欠温或肿胀，舌质淡胖，苔白腻，脉沉细迟。

【注意事项】密切观察患者病情变化，如疼痛不缓解及时给予其他治疗。

【出处】《中国中医急症》2007，19（06）：732-733.

二、非药物外治法

（一）耳穴压豆疗法

🥣**处方 060**

主穴：心，肾，神门，交感。配穴：肝，脾，胆，胃。

【操作】用75%乙醇常规消毒耳廓皮肤，待干后将表面光滑、近似圆球状或椭圆状的中药王不留行籽贴于 0.6cm×0.6cm 的小块胶布中央，然后用左手固定耳廓，右手持镊子夹取粘有王不留行籽的胶布，对准耳穴贴紧并稍加压力，使患者耳朵感到发热、发胀，嘱患者自行按压，以加强刺激，每次按压以能感到热、胀、微痛为度，每天 5~10 次，每次 1~2 分钟。单侧取穴，两耳轮换，3 天 1 换，疗程为 3~7 天。

【适应证】气滞心胸兼血瘀型冠心病急性心肌梗死患者焦虑状态。症见心胸满闷不适，痛有定处，隐痛阵发，痛无定处，时欲太息，脘腹胀闷，得嗳气或矢气则舒，舌质暗红，苔薄，脉弦涩。

【注意事项】①对耳廓进行全面检查，观察有溃疡、湿疹、冻疮破溃时不宜采用。②选穴一定要准确，否则无效，必要时可用耳穴探测仪。③严格消毒，防止感染。④胶布过敏可用粘合纸代之。⑤贴压耳穴应注意防水，以免脱落。

【出处】《全科护理》2014，12（34）：3179-3180.

🥣**处方 061**

耳穴：交感，脾，肾，心，神门，皮质下。

【操作】选取交感、脾、肾、心、神门、皮质下等耳穴为主穴，粘贴王不留行籽并按揉 2 分钟，以局部产生发热、发胀、放射感的"针感"为宜，2 次／天，治疗 2 个月。

【适应证】气滞心胸兼血瘀型冠心病心绞痛合并抑郁。症见胸闷不适，痛有定处，或隐痛阵发，痛无定处，时欲太息，脘腹胀闷，得嗳气或矢气则舒，腰酸，舌质暗红，苔薄，脉弦涩。

【出处】《实用中西医结合临床》2018，18（10）：8-10.

（二）艾灸疗法

处方 062

膀胱经一侧线肺俞至膈俞段（肺俞、厥阴俞、心俞、督俞、膈俞）。

【操作】用特制固定器固定两支清艾条，同时点燃，沿膀胱经一侧线肺俞至膈俞段（肺俞、厥阴俞、心俞、督俞、膈俞）往复行温和灸（双侧），时间不少于 30 分钟，患者自觉有股温暖之气由背部向胸部（心脏）透散，每日治疗 1 次，10 次为 1 个疗程，休息 1 周继行第 2 个疗程。共治疗 3 个疗程。

【适应证】心阳不振兼血瘀型冠心病。症见胸闷或心痛较著，痛有定处，气短，心悸怔忡，自汗，动则更甚，神倦怯寒，面色㿠白，四肢欠温或肿胀，舌质暗红，苔白，脉沉细迟。

【出处】《职业与健康》2000，16（03）：74-75.

处方 063

足三里，神阙。

【操作】采用悬灸法，将艾条点燃后在距离足三里、神阙穴皮肤 2~3cm 处熏灸，以患者感到热而不痛、皮肤潮红为佳。每次灸 15 分钟，2 次/天，4 周为 1 个疗程。

【适应证】心阳不振兼血瘀型冠心病。症见胸闷或心痛较著，痛有定处，气短，心悸怔忡，自汗，动则更甚，神倦怯寒，面色㿠白，四肢欠温或肿胀，舌质暗红，舌苔白，脉沉细迟。

【注意事项】《河北医药》2019，41（07）：1043-1045，1050.

处方 064

内关（双侧）。

【操作】将艾条的一端点燃，医者将左手食、中两指分别放于内关穴两侧，右手持点燃的艾条，距离内关穴 2~3cm 进行灸法治疗，以患者局部有温热感而不灼痛为宜。每穴灸 15 分钟。

【适应证】心气不足、心阳不振兼血瘀型冠心病。症见胸闷或心痛较著，痛有定处，气短，心悸怔忡，倦怠乏力，自汗，动则更甚，怯寒，面色㿠白，四肢欠温或肿胀，舌质暗红，舌苔白，脉沉细迟。

【出处】《上海针灸杂志》2015，34（07）：695-696.

处方 065

神阙，足三里。

【操作】悬灸，点燃艾条，距离皮肤 2~3cm 处对准神阙、足三里穴进行熏灸，以患者感到舒适无灼痛感、皮肤潮红为度。每次 15 分钟，每日 2 次，疗程为 4 周。

【适应证】心气不足、心阳不振兼血瘀型冠心病。症见胸闷或心痛较著，痛有定处，气短，心悸怔忡，倦怠乏力，自汗，动则更甚，怯寒，面色㿠白，四肢欠温或肿胀，舌质暗红，舌苔白，脉沉细迟。

【注意事项】注意勿灼伤患者皮肤。

【出处】《中国中医药现代远程教育》2013，11（19）：86-87.

（三）雷火灸疗法

处方 066

大椎至腰俞以及膀胱经第一侧线从肩中俞到大肠俞的区域（内关、劳宫、气海、中脘、申脉、关元）。

【操作】患者先取俯卧位，准备 1 支雷火灸艾条点燃，以旋转和雀啄手法，距离皮肤 2~3cm，从大椎穴开始从上到下，沿着督脉一直到大肠穴，然后让患者取仰卧位，艾灸内关、劳宫、气海、中脘、申脉、关元，每次艾灸半小时。10 天为 1 个疗程。疗程间休息 2 天，共治疗 3 个疗程。

【适应证】寒凝心脉、阳气不足型冠心病。症见猝然胸痛，背痛彻心，痛有定处，感寒痛甚，心悸气短，形寒肢冷，冷汗自出，神倦，面色㿠白，四肢欠温或肿胀，舌质暗红，苔薄白，脉沉涩。

【注意事项】在艾灸的过程中，以患者感觉到整个脊柱出现温热感、皮肤微红为度。

【出处】《辽宁中医药大学学报》2015，17（05）：83-85.

（四）针刺疗法

处方 067

内关，郄门。

【操作】针刺双侧郄门、内关穴，每日 1 次，每次留针 15 分钟，疗程为 4 周。

【适应证】瘀血痹阻型冠心病。症见胸痛剧烈，如刺如绞，痛有定处，甚则心痛彻背，背痛彻心，或痛引肩背，伴有胸闷，舌质暗红，有瘀斑，脉沉涩。

【出处】《实用全科医学》2005，3（05）：451.

处方 068

内关，巨阙，膻中，心俞，厥阴俞。

【操作】自下而上或自上而下取穴针刺，膻中、巨阙用迎随补泻法，以虚为主者，针刺方向由下向上，虚中夹实、实证表现明显者，针刺方向由上向下。余穴用平补平泻法或随证调整。行手法后，根据患者情况留针 40~60 分钟。每周针治 2~3 次，10 次为 1 个疗程。

【适应证】气虚血瘀型冠心病不稳定型心绞痛。症见心胸阵阵隐痛，胸闷气短，痛有定处，心痛彻背，背痛彻心，动则益甚，心中动悸，倦怠乏力，神疲懒言，面色㿠白，或易出汗，舌质暗红，有瘀斑，脉沉涩。

【出处】《河南中医》2016，36（04）：605-608.

（五）超声波疗法

处方 069

虚里穴。

【操作】用超声治疗仪治疗，治疗时间自动定时为 20 分钟，每日治疗 1 次，6 周为 1 个疗程。

【适应证】瘀血痹阻型冠心病。症见胸痛剧烈，如刺如绞，痛有定处，甚则心痛彻背，背痛彻心，或痛引肩背，伴有胸闷，舌质暗红，有瘀斑，脉沉涩。

【注意事项】超声探头应均匀涂上耦合剂，然后将探头紧贴患者皮肤，使超声波的能量进入人体内，从而提高效果，避免了探头与皮肤间发热、发烫现象。

【出处】《中国针灸学会针灸器材专业委员会成立20周年暨2009国际针灸器材学术研讨会论文集》2009，162-163.

（六）电针疗法

处方 070

主穴：内关。气阴两虚明显者加气海、膻中、厥阴俞、足三里等穴；心血瘀阻明显配人中、巨阙、合谷、中脘等穴。

【操作】用75%乙醇常规消毒，内关直刺0.5~0.8寸，得气后留针，按对穴连接电针仪，采用低频5Hz疏密波，输出强度以患者耐受为度，刺激20分钟，留针期间每10分钟行针1次，余穴位如上述常规操作。2周为1个疗程，连续治疗2个疗程。

【适应证】气虚血瘀、气阴两虚型冠心病。症见心胸阵阵隐痛，胸闷气短，动则益甚，心中动悸，倦怠乏力，神疲懒言，面色㿠白，五心烦热，口燥咽干，潮热盗汗，舌质红，苔薄白，脉细数或结代。

【出处】《中国中医药现代远程教育》2019，17（01）：95-97.

（七）推拿治疗

处方 071

任脉、督脉、足太阴经、手少阴经、手太阳经等经络的部分穴位。

【操作】采用震法、弹拨法、按法、一指法等，推拿任脉、督脉、足太阴经、手少阴经、手太阳经等经络的部分穴位。令患者取仰卧位，先用一指禅依次推下脘、建里、上脘、气海、章门、肺俞，后用按法施于上述穴位，以患者能忍受为限，同时顺时针方向转动。之后顺手太阳经自左肩至左小指弹拨，反复3次，最后用较快的手法直到面部。再让患者取坐位，先依次按大椎、肩井、肺俞、肝俞、肾俞、心俞、天宗、小海、神门、后溪，以肺俞、肝俞、肾俞、心俞为主进行推拿，每穴应超过 3 分钟，然后直接推拿督脉，以透热为度，最后用较重手法，顺太阳经自肩至腕部弹拨，以放松左上肢肌肉，反复 3 次后抖肩结束，以上治疗每天 1 次，10 次为 1 个疗程，共治 2 个疗程。

【适应证】心气不足兼血瘀型老年冠心病心绞痛。症见心胸阵阵隐痛，痛有定处，甚则心痛彻背，背痛彻心，或痛引肩背，胸闷气短，动则益甚，心中动悸，倦怠乏力，神疲懒言，面色㿠白，或易出汗，舌质暗红，苔薄白，脉沉涩。

【注意事项】注意力度，勿损伤患者皮肤。

【出处】《甘肃中医》2005，18（05）：24-25.

处方 072

下脘、建里、上脘、气海、章门、膻中等穴。

【操作】令患者仰卧，先用一指禅依次推下脘、建里、上脘、气海、章门、膻中，后用按揉法施于上述穴位，力量稍重，以患者能忍受为度。再于心前区接触患者体表，行平掌式震颤法，同时顺时针方向转动。之后顺手太阳经自左肩至左小指弹拨，放松上肢肌肉，弹拨时力量稍重且反复 3~5 次。最后用较快速的擦法施于左前胸部，按揉内关，力量亦稍重。再让患者取坐位，先依次按揉大椎、双侧肩井、大杼、肺俞、厥阴俞、心俞、肝俞、肾俞、天宗、小海、神门、后溪，力量由轻至重，尤以肺俞、心俞、肝俞、肾俞为主，每穴应超过 3 分钟。然后直擦督脉，再横擦左肩脚内侧，以透热为度。再于左肩脚部行平掌式震颤法，同时顺时针方向转动。最后用较重手法顺手太阳经自肩至腕部弹拨之，以放松左上肢肌肉，反复 3 次后抖臂结束。以上治疗每日 1 次，12 次为 1 个疗程，休息 3 天后再行下 1 个疗程，共治疗 2 个疗程。

【适应证】心气不足兼血瘀型老年冠心病心绞痛。症见心胸阵阵隐痛，痛有定处，甚则心痛彻背，背痛彻心，或痛引肩背，胸闷气短，动则益甚，心中动悸，倦怠乏力，神疲懒言，面色㿠白，或易出汗，舌质暗红，苔薄白，脉沉涩。

【注意事项】密切关注患者病情变化，对心绞痛频繁发作或严重心律失常者，给予硝酸酯类药物治疗。

【出处】《按摩与导引》2002，18（03）：21-22.

（八）刮痧疗法

处方 073

两侧肺俞与膈俞组成的四边形内。

【操作】在心俞上、下、左、右找压痛点或条索状反应物，其范围大致在两侧肺俞与膈俞组成的四边形内。①痰浊阻胸型加中脘—天枢、足三里—丰隆、脾俞—胃俞。②暑湿热闭胸型加阴陵泉、脾俞、大椎、委中、曲泽。③寒阻胸阳型加大椎、膻中、巨阙，刮痧后加灸。④肝郁气滞型加行间—太冲、期门。⑤邪火扰心型加行间—太冲、前臂心经及心包经循行部位。

【适应证】痰浊阻胸型、暑湿热闭胸型、寒阻胸阳型冠心病。症见胸闷胸痛，兼上述证型症状。

【注意事项】刮痧前均对施术部位进行按揉。

【出处】《中国针灸》2009，29（S1）：63-64.

（九）温灸治疗

处方 074

主穴：内关，郄门，阴郄，膻中。配穴：心俞，厥阴俞，命门。

【操作】内关、郄门、阴郄穴均直刺0.5寸，膻中穴斜刺0.3寸，心俞穴、厥阴俞穴斜刺0.5寸，命门穴直刺1寸。同时在心俞、厥阴俞、命门穴上加用艾绒灸，每次20分钟，每日1次。7天为1个疗程，共治疗3个疗程。

【适应证】心阳不振型冠心病。症见胸闷或心痛较著，气短，心悸怔忡，自汗，动则更甚，神倦怯寒，面色㿠白，四肢欠温或肿胀，舌质淡胖，苔白腻，脉沉细迟。

【注意事项】以患者自觉有温热感为宜。

【出处】《中国中医急症》2019，28（05）：885-888.

综合评按：冠心病属中医"胸痹心痛""真心痛""心悸"范畴。中医认为冠心病多因正气亏虚，寒凝、痰浊、气滞、血瘀等引起血脉不充，血流涩滞，心脉痹阻而发病。中医主要是针对病因病机，辨证分型进行治疗。中医外治法是在长期的医疗实践中逐渐总结、丰富和发展起来的，是运用特定的手段对人体相应的体表位置及特定部位产生不同程度的刺激，来调整机体功能、恢复生理状态、祛除疾病的方法。近年来，应用中医外治法治疗心绞痛越来越受到重视，也取得了较好疗效。在目前以药物、介入等为主流防治冠心病、不稳定型心绞痛的前提下，中医外治疗法仍然在本病的防治中占有一席之地，尤其对于某些患者因身体条件所限，不宜内服药物及应用介入等其他疗法时，更加显示了其独特的功效。中医外治疗法在辨证论治的基础上，通过整体调节，在多方面、多环节发挥效能，具有直达病所、奏效迅捷、多途径给药、使用安全、毒副作用小等优点，但也存在着一些不足及局限性，如在中药药理方面的研究还有待深入，在剂型和给药途径方面有待改善和提高，在临床疗效判定方面需要更多地结合现代科学技术检测手段，使疗效评价更加客观，将中医外治法的特色充分发挥出来。目前中医外治法包括穴位贴敷、喷雾及滴鼻疗法、针刺疗法、穴位注射疗法、按摩推拿疗法、中药离子导入疗法、耳穴贴敷疗法等。穴位贴敷是以中医经络学说体系为理论依据，将药物研成粉末，用醋、蜂蜜等调成糊状或膏贴状，贴敷于体表特定穴位，活血化瘀，沟通表里，畅通血脉，利用中药对穴位的刺激达到治疗疾病的目的。多选取心俞、内关、膻中、肺俞等穴位。穴位注射疗法是直接将某种药物注入特定的穴位、压痛点或反应点而产生一定的临床效应的一种中医特色治疗方法，可起到药物和针刺的综合作用，通过刺激穴位的针刺作用和药物的药理作用，激发经络，达到改善机体功能及病变组织的病理状态，使人体气血畅通，发生功能障碍的病变组织或器官的生理功能恢复正常，治疗疾病的目的。喷雾及滴鼻疗法，操作简单，局部吸收，直达病所，能有效地减轻患者症状。针刺疗法是中医学重要的组成部分，治疗疾病具有双向调节作用，近年来，研究者运用现代科研方法和技术对针灸治疗作用机制进行了大量而深入的研究，发现针灸对心率、心律、血压及心脑血管和心功能均有明显的调整作用。耳穴压豆通过对耳廓相关穴位的刺激，达到治疗疾病的目的，多选取心、神门、交感、心脏点、胸等耳穴。王不留行具有活血通络之功效，通过反复的耳穴刺激，可改善心绞痛患者的负性情绪，提高机体抗氧化酶的活性，抑制脂质过氧化反应，有利于患者的康复。总之，在中医药理论指导下，结合现代医学研究成果，利用高新科技手段，加大临床、实验、制剂等方面的研究力度，充分发挥中医外治法治疗冠心病心绞痛的优势，必将会大大提高中医外治法在治疗冠心病心绞痛等心血管危重急症方面的水平。

第三节　心律失常

心律失常是指心脏冲动的频率、节律、起源部位、传导速度或激动次序的异常。按其发生原理，分为冲动形成异常和冲动传导异常两大类。

冲动形成异常

（1）窦性心律失常：①窦性心动过速。②窦性心动过缓。③窦性心律不齐。④窦性停搏。

（2）异位心律：①被动性异位心律包括逸搏（房性、房室交界区性、室性）和逸搏心律（房性、房室交界区性、室性）。②主动性异位心律包括期前收缩（房性、房室交界区性、室性），阵发性心动过速（房性、房室交界区性、房室折返性、室性），心房扑动、心房颤动以及心室扑动、心室颤动。

冲动传导异常

（1）生理性干扰及房室分离。

（2）病理性：①窦房传导阻滞。②房内传导阻滞。③房室传导阻滞。④束支或分支阻滞（左、右束支及左束支分支传导阻滞）或室内阻滞。

（3）房室间传导途径异常预激综合征。按照心律失常发生时心率的快慢，可将其分为快速性心律失常与缓慢性心律失常两大类。

1. 临床诊断

（1）病史：心律失常的诊断应从详细采集病史入手，让患者客观描述发生心悸等症状时的感受。病史通常能提供对诊断有用的线索：①心律失常的存在及其类型。②心律失常的诱发因素如烟、酒、咖啡、运动及精神刺激等。③心律失常发作的频繁程度、起止方式。④心律失常对患者造成的影响，产生症状或存在潜在预后意义。⑤心律失常对药物和非药物方法如体位、呼吸、活动等的反应。

（2）体格检查：除检查心率与节律外，某些心脏体征有助于心律失常的诊断。例如，完全性房室传导阻滞或房室分离时心律规则，因 PR 间期不同，第一心音强度亦随之变化。若心房收缩与房室瓣关闭同时发生，颈静脉可见巨大 a 波。左束支传导阻滞可伴随第二心音反常分裂。颈动脉窦按摩通过提高迷走神经张力，减慢窦房结冲动发放频率和延长房室结传导时间与不应期，可对某些心律失常的及时终止和诊断提供帮助。其操作方法是患者取平卧位，尽量伸展颈部，头部转向对侧，轻轻推开胸锁乳突肌，在下颌角处触及颈动脉搏动，先以手指轻触并观察患者反应。如无心率变化，继续以轻柔的按摩手法逐渐增加压力，持续约 5 秒。严禁双侧同时施行。老年患者颈动脉窦按摩偶尔会引起脑梗死，因此，事前应在颈部听诊，如听到颈动脉嗡鸣音应禁止施行。窦性心动过速对颈动脉窦按摩的反应是心率逐渐减慢，停止按摩后恢复至原来水平。房室结参与的折返性心动过速的反应是可能心动过速突然终止。心房颤动与扑动的反应是心室率减慢，后者房率与室率可呈（2~4）∶1 比例变化，随后恢复原来心室率，但心房颤动与扑动依然存在。

（3）心电图检查：心电图检查是诊断心律失常最重要的一项无创伤性检查技术。记录 12 导联心电图，并记录清楚显示 P 波导联的心电图长条以备分析，通常选择 V_1 或 Ⅱ 导联。系统分析应包括心房与心室节律是否规则、频率为多少、PR 间期是否恒定、P 波与 QRS 波群形态是否正常、P 波与 QRS 波群的相互关系等。

（4）长时间心电图记录：动态心电图检查使用一种小型便携式记录器，连续记录患者 24 小时的心电图，患者日常工作与活动均不受限制。这项检查便于了解心悸与晕厥等症状的发生是否与心律失常有关，明确心律失常或心肌缺血发作与日常活动的关系以及昼夜分布特征，协助评价抗心律失常药物疗效、起搏器或埋藏式心脏复律除颤器的疗效以及是否出现功能障碍。

（5）运动试验：患者在运动时出现心悸症状，可做运动试验协助诊断。但应注意，正常人进行运动试验，亦可发生室性期前收缩。运动试验诊断心律失常的敏感性不如动态心电图。

（6）食管心电图：食管心电图结合电刺激技术对常见室上性心动过速发生机制的判断可提供帮助，如确定是否存在房室结双径路。房室结折返性心动过速能被心房电刺激诱发和终止。食管心电图能清晰地识别心房与心室电活动，便于确定房室分离，有助于鉴别室上性心动过速伴有室内差异性传导与室性心动过速。食管快速心房起搏能使预激图形明显化，有助于不典型的预激综合征患者确诊。应用电刺激诱发与终止心动过速，可协助评价抗心律失常药物疗效。食管心房刺激技术亦用于评价窦房结功能。此外，快速心房起搏，可终止药物治疗无效的某些类型室上性折返性心动过速。

（7）临床心电生理检查：心腔内心电生理检查是将几根多电极导管经静脉和（或）动脉插入，放置在心腔内的不同部位，辅以 8~12 通道以上多导生理仪同步记录各部位电活动，包括右心房、右心室、希氏束、冠状窦（反映左心房、室电活动）。与此同时，应用程序电刺激和快速心房或心室起搏，测定心脏不同组织的电生理功能；诱发临床出现过的心动过速；预测和评价不同的治疗措施（如药物、起搏器、植入式心脏复律除颤器、导管消融与手术治疗）的疗效。患者接受电生理检查，大多基于以下三个方面的原因：①诊断性应用，确立心律失常及其类型的诊断，了解心律失常的起源部位与发生机制。②治疗性应用，以电刺激终止心动过速发作或评价某项治疗措施能否防止电刺激诱发的心动过速；植入性电装置能否正确识别与终止电诱发的心动过速；通过电极导管，以不同种类的能量（射频、冷冻、超声等）消融参与心动过速形成的心肌，以达到治愈心动过速的目的。③判断预后，通过电刺激确定患者是否易于诱发室性心动过速、有无发生心脏性猝死的风险。

2. 中医证型

（1）心虚胆怯证：心悸不宁，善惊易恐，坐卧不安，少寐多梦而易惊醒，食少纳呆，恶闻声响，苔薄白，脉细略数或细弦。

（2）心脾两虚证：心悸气短，头晕目眩，少寐多梦，健忘，面色无华，神疲乏力，纳呆食少，腹胀便溏，舌淡红，脉细弱。

（3）阴虚火旺证：心悸易惊，心烦失眠，五心烦热，口干，盗汗，思虑劳心则症状加重，伴有耳鸣，腰酸，头晕目眩，舌红少津，苔薄黄或少苔，脉细数。

（4）心阳不振证：心悸不安，胸闷气短，动则尤甚，面色苍白，形寒肢冷，舌淡苔白，脉虚弱，或沉细无力。

（5）水饮凌心证：心悸，胸闷痞满，渴不欲饮，下肢浮肿，形寒肢冷，伴有眩晕，恶心呕吐，流涎，小便短少，舌淡苔滑，脉沉细而滑。

（6）心血瘀阻证：心悸，胸闷不适，心痛时作，痛如针刺，唇甲青紫，舌质紫暗或有瘀斑，脉涩或结或代。

（7）痰火扰心证：心悸时发时止，受惊易作，胸闷烦躁，失眠多梦，口干苦，大便秘结，小便短赤，舌红苔黄腻，脉弦滑。

一、药物外治法

（一）穴位注射疗法

处方 075

参麦注射液。

【用法】取穴：心俞、内关、厥阴俞、神门，每次选 2~3 个穴位，早搏加三阴交，冠状动脉供血不足加足三里。患者取俯卧位，先针背部穴，用 5ml 一次性注射器抽取参麦注射液 3ml，以 45° 角快速刺向所选穴位，深 1~1.5 寸，出现酸胀感后回抽无血，快速摇匀推药，每穴注射 1ml。四肢穴位采用仰卧位，操作方法同上。1 天 1 次，6 天为 1 个疗程。

【适应证】气阴两虚型心动过缓。症见心悸易惊，心烦失眠，五心烦热，口干，盗汗，气短乏力，思虑劳心或劳累则症状加重，伴有耳鸣，腰酸，头晕目眩，舌红少津或舌淡，苔薄黄或少苔，脉细数。

【注意事项】在接受治疗期间避免食用刺激性食物，禁烟、酒，保持心情舒畅。

【出处】《中医外治杂志》2005，14（01）：24-25.

处方 076

复方丹参注射液。

【用法】取心俞穴，患者取伏卧位，穴位常规消毒，根据患者胖瘦酌情确定进针深度。进针后稍加提插，待有针感、回抽无血后缓慢注入复方丹参注射液 2ml。每日 1 次，每次取一侧穴，10 次为 1 个疗程。首次取左侧心俞穴注射效果较好。

【适应证】心血瘀阻型心动过缓。症见心悸，胸闷不适，心痛时作，痛如针刺，唇甲青紫，舌质紫暗或有瘀斑，脉涩或结或代。

【注意事项】在接受治疗期间避免食用刺激性食物，禁烟、酒，保持心情舒畅。

【出处】《中国针灸》1999，（06）：342.

处方 077

当归Ⅱ号注射液

【用法】取当归 500g 加入 95% 乙醇共 2 次，使药液（250ml）含醇量达 80%，除醇调至 pH 为 8.0，过滤后加热除尽 NH_3，加入药用 NaCl　4.5g 及蒸馏水至 500ml，反复冷热处理，过滤压盖 100℃，流通蒸汽加热得当归Ⅱ号（浓度为生药 1g/ml，pH 为 7.0），4℃保存。用一次性 3ml 注射器抽取当归Ⅱ号注射液 2ml，再将所选双侧内关、神门穴严格消毒，然后进行针刺，均匀提插，捻转数下，患者有针感后，回抽无血时注入药物 2ml，依次在所选穴位针刺注射。

【适应证】心血瘀阻型快速性心律失常。症见心悸，胸闷不适，心痛时作，痛如针刺，唇甲青紫，舌质紫暗或有瘀斑，脉涩或结或代。

【注意事项】在接受治疗期间避免食用刺激性食物，禁烟、酒，保持心情舒畅。

【出处】《辽宁中医杂志》2007，（11）；1604–1606.

处方 078

红花注射液。

【用法】主穴取心俞、厥阴俞，气虚加足三里。先将红花注射液抽入注射器内，根据所取部位，选择 0.45mm×16mm RWLB 型针头套于针管上。穴位处皮肤用 75% 乙醇消毒后，右手持针快速刺入，插到胸椎椎体时缓慢提插，患者有酸胀感且向胸前扩散后，回抽如无回血即可将药液慢慢注入，每穴注射 1ml。隔日 1 次，2 个月为 1 个疗程。

【适应证】心血瘀阻型冠心病室性早搏。症见心悸，胸闷不适，心痛时作，痛如针刺，唇甲青紫，舌质紫暗或有瘀斑，脉涩或结或代。

【注意事项】在接受治疗期间避免食用刺激性食物，禁烟、酒，保持心情舒畅。

【出处】《上海针灸杂志》2012，31（02）：96-97.

处方 079

硫酸镁。

【用法】取患儿内关穴，局部消毒，用 5 号半注射针头连接注射器，进针约 0.5cm，回抽无血后，注射 25% 硫酸镁 0.2ml。双侧穴位注射，7 天为 1 个疗程，可连用 2 个疗程。

【适应证】痰火扰心型小儿病毒性心肌炎心律失常。症见心悸时发时止，受惊易作，胸闷烦躁，失眠多梦，口干苦，大便秘结，小便短赤，舌红，苔黄腻，脉弦滑。

【注意事项】在接受治疗期间避免食用刺激性食物，保持心情舒畅。

【出处】《针灸临床杂志》1997，13（02）：37.

处方 080

利多卡因。

【用法】取心俞、内关穴。患者坐位略前伏，穴位常规消毒，用 4 号半或 5 号皮试针头抽取 1% 利多卡因 4ml（40mg），向下直刺，略捻转，待局部得气后，抽无回血时将药液缓慢注入，每穴各 1ml，出针后轻揉片刻。隔日 1 次，3 次为 1 个疗程，2 个疗程间休息 3 天。

【适应证】心脾两虚型室性心律失常。症见心悸气短，头晕目眩，少寐多梦，健忘，面色无华，神疲乏力，纳呆食少，腹胀便溏，舌淡红，脉细弱。

【注意事项】在接受治疗期间避免食用刺激性食物，禁烟、酒，保持心

情舒畅。

【出处】《中国针灸》1996,（06）：12.

处方 081

生脉注射液及丹参注射液。

【用法】主穴：平心穴（经验穴）。平心穴位于手少阴心经上于腕横纹上 3~5 寸压痛点。厥阴俞穴为 1 组，内关、心俞为 2 组。配穴：气血虚型加足三里，阴虚火旺型加太溪，痰火型加丰隆，血瘀型加血海。药物：生脉注射液及丹参注射液。操作方法：将上穴分为两组，每次选择一组，配穴随症加减。用一次性 10ml 注射器抽取生脉注射液 4ml 及复方丹参注射液 4ml 混合均匀，再将所选穴位严格消毒，然后进行针刺，针刺深度以患者产生针感为度，回抽无血时将药物注入 lml，依次在所选穴位针刺注射。2 天注射 1 次，两组穴位交替使用，10 次为 1 个疗程。

【适应证】气阴两虚兼心血瘀阻型心律失常。症见心悸气短，心痛时作，痛如针刺，五心烦热，口干，盗汗，思虑劳心则症状加重，伴有耳鸣，腰酸，头晕目眩，舌红少津，脉细促。

【注意事项】在接受治疗期间避免食用刺激性食物，禁烟、酒，保持心情舒畅。

【出处】《陕西中医》2002,22（08）：736-737.

处方 082

利多卡因，灯盏花注射液。

【用法】取心俞、内关穴，患者取坐位略前伏，穴位常规消毒，用 6 号针头抽取 2% 利多卡因 4ml（80mg）、灯盏花注射液 4ml（每支 2ml 含量 9mg），向下直刺略捻转，待局部得气后抽无回血时将药液缓慢注入，每穴 2ml，出针后用干棉球按压片刻，每日 1 次，5 次为 1 个疗程，一般治疗 1~2 个疗程。

【适应证】心血瘀阻型室性心律失常。症见心悸，胸闷不适，心痛时作，痛如针刺，唇甲青紫，舌质紫暗或有瘀斑，脉涩或结或代。

【注意事项】在接受治疗期间避免食用刺激性食物，禁烟、酒，保持心情舒畅。

【出处】《天津中医学院学报》1996，（04）：29-30.

处方 083

新福林。

【用法】以 5ml 消毒注射器抽取新福林 10mg，取双侧内关穴，常规消毒后刺入，提插得气，抽无回血后缓慢推药，每穴 5mg。出针时用消毒干棉球按压针孔，避免出血。

【适应证】气阴两虚型阵发性室上性心动过速。症见心悸气短，头晕目眩，少寐多梦，健忘，面色无华，神疲乏力，纳呆食少，腹胀便溏，五心烦热，口干，盗汗，舌淡红少津，脉细弱。

【注意事项】高血压患者禁用。

【出处】《中国针灸》2002，22（04）：231-232.

（二）穴位贴敷疗法

处方 084

苦参 10g，黄芪 20g，太子参 15g，女贞子 15g，生地黄 15g。

【用法】苦参、黄芪、太子参、女贞子、生地黄等，经科学加工提纯后加入氮酮渗透剂制成浸膏，装入渗透膜中贴于心俞、内关、膻中穴。贴前先清洁局部皮肤，再用手指在穴位上摩擦 10 分钟左右，以皮肤红热为度，将膜贴在穴位上，适当加力加压半分钟即可，每 24 小时更换 1 次。

【适应证】气阴两虚型心律失常。症见心悸气短，头晕目眩，少寐多梦，健忘，面色无华，神疲乏力，纳呆食少，腹胀便溏，五心烦热，口干，盗汗，舌淡红少津，脉细弱。

【注意事项】在接受治疗期间避免食用刺激性食物，禁烟、酒，保持心情舒畅。

【出处】《中国中医药科技》1997，4（01）：58-59.

处方 085

吴茱萸。

【用法】将中药吴茱萸打成粉末，置于干燥容器内，每次取适量，醋调，将调好的吴茱萸粉取约 2g 置于 2cm×2cm 的胶布上，贴于双侧内关、心俞穴上，每日 1 次，每次贴敷 8 小时。

【适应证】心肾不交型缓慢性心律失常。症见心悸不宁，善惊易恐，坐卧不安，少寐多梦，五心烦热，口干，盗汗，耳鸣，腰酸，头晕目眩，舌红少津，苔薄黄或少苔，脉细略数或细弦。

【注意事项】在接受治疗期间避免食用刺激性食物，禁烟、酒，保持心情舒畅。

【出处】《中国针灸》2010，30（03）：192-194.

处方 086

穴位敷贴治疗贴。

【用法】贴敷于双侧内关穴，每次贴敷 5 天。

【适应证】心虚胆怯型房性早搏。症见心悸不宁，善惊易恐，坐卧不安，少寐多梦而易惊醒，食少纳呆，恶闻声响，苔薄白，脉细略数或细弦。

【注意事项】在接受治疗期间避免食用刺激性食物，禁烟、酒，保持心情舒畅。

【出处】《世界最新医学信息文摘》2016，16（84）：66.

处方 087

延胡索 15g，生山楂 15g，黄连 6g，茵陈 9g。

【用法】上述中药经现代科学工艺提纯后再加入适量氮酮渗透剂制成浸膏，装入 1.5cm×2cm 的渗透膜中，贴于心俞（双侧）、内关（双侧）、膻中。贴前先用 75% 乙醇清洁局部皮肤，再用手指在穴位上摩擦 10 秒左右，以皮肤红热为度，将膜贴在穴位上，适当用力，加压半分钟即可，每 24 小时更换 1 次。

【适应证】心火旺盛型房颤。症见心悸时发时止，受惊易作，心烦失眠，五心烦热，口干，盗汗，思虑劳心则症状加重，伴有耳鸣，腰酸，大便秘结，小便短赤，舌尖红，苔薄黄或黄腻，脉细数。

【注意事项】在接受治疗期间避免食用刺激性食物，禁烟、酒，保持心情舒畅。

【出处】《中国中医药科技》1997，4（04）：246-247.

处方 088

麝香 0.1g，白芥子 6g，丁香 6g，延胡索 15g，麻黄 6g，细辛 3g。

【用法】在初伏、中伏、末伏予以三伏贴治疗。麝香、白芥子、丁香、延胡索、麻黄、细辛按比例称取药物，将上述药物加入少许冰片共研细末，并用清醋调和成糊状，做成直径约 8mm 的药饼，用约 4cm×4cm 的胶布将药饼固定于穴位处（双侧心俞、内关，膻中）。

【适应证】阳虚气滞型阵发性房颤。症见心悸不安，胸闷气短，动则尤甚，面色苍白，形寒肢冷，舌淡苔白，脉虚弱，或沉细无力。

【注意事项】在接受治疗期间避免食用刺激性食物，禁烟、酒，保持心情舒畅。

【出处】《现代中西医结合杂志》2017，26（01）：62–64.

处方 089

稳心颗粒。

【用法】稳心膏制作及用法：稳心颗粒 1 袋研细末，用适量食醋混合均匀后，将药末调和成糊状，制成 2 个直径 2~5cm、厚 0.5~1.0cm 的圆形膏体。取双侧心俞、足三里、涌泉穴，盖上食用塑料薄膜，用胶布固定在相应穴位上，每 24 小时换药 1 次，15 天为 1 个疗程。

【适应证】气阴两虚兼心血瘀阻型室性早搏。症见心悸气短，头晕目眩，少寐多梦，健忘，面色无华，神疲乏力，纳呆食少，腹胀便溏，五心烦热，口干，盗汗，舌淡红少津，苔薄或少苔，脉细弱。

【注意事项】在接受治疗期间避免食用刺激性食物，禁烟、酒，保持心情舒畅。

【出处】《中医外治杂志》2012，21（03）：26–27.

处方 090

吴茱萸。

【用法】吴茱萸制成粉末，醋调，置于 3cm×3cm 大小的胶布上，敷于指定穴位，每天 1 次，每次 24 小时。取穴：以双侧神门、内关、心俞为主。心阳不振加关元、足三里振奋心阳；心虚胆怯加百会、胆俞补心壮胆；心脾两虚加脾俞、足三里补益心脾；心血瘀阻加曲泽、膈俞活血化瘀。

【适应证】室性早搏。症见心悸不安，胸闷气短兼上述证型表现者。

【注意事项】在接受治疗期间避免食用刺激性食物，禁烟、酒，保持心情舒畅。

【出处】《新中医》2012，44（09）：76–78.

处方 091

温阳通脉贴。

【用法】取内关、膻中、膈俞。常规消毒后，采用温阳通脉贴进行贴敷，保留 30 分钟。每日 1 次，2 星期为 1 个疗程，共治疗 2 个疗程。

【适应证】阳虚血瘀型缓慢性心律失常。症见心悸不安，胸闷气短，动则尤甚，面色苍白，形寒肢冷，唇甲青紫，舌淡苔白，舌下络脉迂曲，脉沉涩。

【注意事项】在接受治疗期间避免食用刺激性食物，禁烟、酒，保持心情舒畅。

【出处】《上海针灸杂志》2017，36（01）：17–20.

处方 092

吴茱萸。

【用法】将中药吴茱萸制成粉末，放于干燥的玻璃瓶内，取适量粉末与醋调制，将调好的药物 2g 置于 3cm×2cm 纱布上，贴于内关、心俞两穴位上，保持 8 小时，1 日 1 次。

【适应证】气虚血瘀型心律失常。症见心悸气短，心痛时作，痛如针刺，唇甲青紫，头晕目眩，少寐多梦，健忘，面色无华，神疲乏力，纳呆食少，腹胀便溏，舌淡，舌下络脉迂曲，脉细弱或结或代。

【注意事项】在接受治疗期间避免食用刺激性食物，禁烟、酒，保持心情舒畅。

【出处】《亚太传统医药》2017，13（04）：129–130.

处方 093

镇痛膏：肉桂，附子，细辛。

【用法】肉桂、附子、细辛以 3：2：1 的比例打成粉末后混匀，再佐以姜汁调制成膏备用。取内关、膻中穴，常规消毒后，将镇心膏贴敷于穴位上保留 3 小时。每日 1 次，2 周为 1 个疗程。

【适应证】心阳不振型缓慢性心律失常。症见心悸不安，胸闷气短，动则尤甚，面色苍白，形寒肢冷，舌淡苔白，脉虚弱，或沉细无力。

【注意事项】在接受治疗期间避免食用刺激性食物，禁烟、酒，保持心情舒畅。

【出处】《国医论坛》2018，33（06）：44-45.

处方 094

黄芪 15g，太子参 15g，五味子 6g，麦冬 9g，郁金 9g，丹参 10g，茯神 15g，青龙齿 15g，琥珀末 5g，生牡蛎 15g，制乳没各 6g。

【用法】将上述药物共研细末，用蜂蜜调制为膏状摊在蜡纸或布上备用。使用时取膻中、神阙、心俞、内关、曲泽、阳陵泉、神门外贴。5 天换 1 次，10 天为 1 个疗程，连贴 1~3 个疗程。

【适应证】气阴两虚型快速性心律失常。症见心悸气短，头晕目眩，少寐多梦，健忘，面色无华，神疲乏力，五心烦热，口干，盗汗，耳鸣，腰酸，舌淡红，苔薄或少苔，脉细弱。

【注意事项】在接受治疗期间避免食用刺激性食物，禁烟、酒，保持心情舒畅。

【出处】《中医外治杂志》2010，19（03）：28-29.

（三）中药封包疗法

处方 095

黄芪、丹参、甘草、桂枝、细辛、麻黄、补骨脂、透骨草、檀香等。

【用法】中药封包（10cm×10cm，50~60℃），放置于心前区 30 分钟，日 1 次。

【适应证】气阳两虚型缓慢性心律失常。症见心悸气短，头晕目眩，少寐多梦，健忘，面色无华，神疲乏力，形寒肢冷，舌淡红，脉沉细无力。

【注意事项】在接受治疗期间避免食用刺激性食物，禁烟、酒，保持心

情舒畅。

【出处】《航空航天医学杂志》2018，29（09）：1110-1111.

二、非药物外治法

（一）艾灸疗法

处方 096

背俞穴：厥阴俞至膈俞段（双侧）。

【操作】患者取侧卧位或俯卧位，用特制固定器同时点燃 2 支清艾条，在所取范围往返温和熏灸，施灸结束时灸处皮肤应潮红，患者自觉有股温暖之气由背部向胸部（心脏）透散。约 30 分钟／次，每日 1 次，10 天为 1 个疗程，疗程间休息 5 天，共治疗 2~4 个疗程。

【适应证】心阳虚型房早、室早、室上速、房颤。症见心悸不安，胸闷气短，动则尤甚，面色苍白，形寒肢冷，舌淡苔白，脉虚弱，或沉细无力。

【注意事项】在接受治疗期间避免食用刺激性食物，禁烟、酒，保持心情舒畅。

【出处】《职业与健康》2010，26（14）：1656.

处方 097

神门，内关，心俞，太渊。

【操作】艾条温和灸神门、内关、心俞、太渊穴，每个穴位 10 分钟。

【适应证】心阳虚型阵发性房颤。症见心悸不安，胸闷气短，动则尤甚，面色苍白，形寒肢冷，舌淡苔白，脉虚弱，或沉细无力。

【注意事项】在接受治疗期间避免食用刺激性食物，禁烟、酒，保持心情舒畅。

【出处】《内蒙古中医药》2015，34（03）：40.

处方 098

膻中。

【操作】取一块厚约 2mm 的姜片，置于膻中穴上，将预先做好的黄豆大的艾炷放于姜片上。点燃后有烧灼感时，重新换 1 个艾炷，每次灸 7 壮，每日 1 次，10 次为 1 个疗程，疗程间休息 3 天。

【适应证】心阳虚型心动过缓。症见心悸不安，胸闷气短，动则尤甚，面色苍白，形寒肢冷，舌淡苔白，脉虚弱，或沉细无力。

【注意事项】在接受治疗期间避免食用刺激性食物，禁烟、酒，保持心情舒畅。

【出处】《中国针灸》2010，30（02）：169.

处方 099

膻中，神阙，关元。

【操作】患者取平卧位，将直径为 4cm 的圆环置于穴位上，每次灸 3 壮，隔日 1 次，4 周为 1 个疗程，共治疗 3 个疗程。

【适应证】心肾阳虚型缓慢性心律失常。症见心悸不安，胸闷气短，动则尤甚，面色苍白，形寒肢冷，小便清长，舌淡苔白，脉虚弱，或沉细无力。

【注意事项】在接受治疗期间避免食用刺激性食物，禁烟、酒，保持心情舒畅。

【出处】《上海针灸杂志》2018，37（03）：286-288.

（二）耳穴压豆疗法

处方 100

耳穴：神门，交感，枕，皮质下，肾，心。

【操作】在患者一侧耳廓上取穴，用胶布将王不留行籽固定于以上穴位，稍微用力交替压迫 15 分钟。

【适应证】心肾不交型快速心律失常。症见心悸易惊，心烦失眠，五心烦热，口干，盗汗，思虑劳心则症状加重，伴有耳鸣，腰酸，头晕目眩，舌红少津，苔薄黄或少苔，脉细数。

【注意事项】在接受治疗期间避免食用刺激性食物，禁烟、酒，保持心情舒畅。

【出处】《中国针灸》1999，36（07）：402.

处方 101

主穴：心，神门。配穴：交感，内分泌，皮质下。

【操作】使用耳穴探针探取穴位后，先用 75% 乙醇对耳廓皮肤进行局部消毒，取消毒处理后的王不留行籽 1 粒粘于 0.5cm×0.5cm 医用胶布上，对准各穴位贴压后，再用手指稍微压迫 1~3 分钟，压迫的强度以患者能耐受为度，每天 1 次，每次 1 侧耳穴，双耳交替施治，15 天为 1 个疗程，嘱患者每日按压 3~5 次，每次 3~5 分钟。

【适应证】心气不足型偶发室性早搏及偶发房性早搏。

【注意事项】注意保持耳穴贴压部位干燥，如有红肿痛痒及时给予处理，如有潮湿脱落及时更换。在接受治疗期间避免食用刺激性食物，禁烟、酒，保持心情舒畅。

【出处】《福建医药杂志》2016，38（02）：39-41.

处方 102

主穴：心，神门。配穴：交感，内分泌，皮质下。

【操作】使用耳穴探针探明穴位后，将耳廓皮肤用 75% 乙醇局部消毒，取王不留行籽 1 粒，剪 1cm×1cm 医用胶布，贴于心、神门等穴，对准耳穴贴压后，再用手指按摩 1~3 分钟，其强度以患者能耐受即可，每天 1 次，每次一侧耳穴，两耳交替，贴后稍微用力按压，共 15 次，嘱患者每日按压 3~5 次，每次 3~5 分钟。

【适应证】心肾不交型室性早搏。症见心悸易惊，心烦失眠，五心烦热，口干，盗汗，思虑劳心则症状加重，伴有耳鸣，腰酸，头晕目眩，舌红少津，苔薄黄或少苔，脉细数。

【注意事项】在接受治疗期间避免食用刺激性食物，禁烟、酒，保持心情舒畅。

【出处】《亚太传统医药》2014，10（23）：43-44.

处方 103

主穴：心，神门，交感，内分泌。配穴可依据其他伴有症状选用肺、支气管、胃、肝、肾及降压点、降压沟等。

【操作】先将耳廓皮肤用 75% 乙醇局部消毒，再取麝香胶布剪成 0.5cm×0.5cm 方形小块，中心粘经消毒处理后的生王不留行籽 1 粒。对准耳穴贴压后，再用手指按摩 1~3 分钟，其强度以患者能耐受即可，患者每日自行按压 3~5 次，每次 3 分钟。每次取主穴 4 个，根据患者临床伴随症状选配穴 1~2 个，双耳交替使用，每日更换 1 次，10 次为 1 个疗程。

【适应证】心虚胆怯型心律失常。症见心悸不宁，善惊易恐，坐卧不安，少寐多梦而易惊醒，食少纳呆，恶闻声响，苔薄白，脉细略数或细弦。

【注意事项】在接受治疗期间避免食用刺激性食物，禁烟、酒，保持心情舒畅。

【出处】《湖南中医药导报》1997，3（05）：17-18.

处方 104

耳穴：心、神门、交感等。合并高血压病者加皮质下、降压沟、肾上腺；合并高脂血症者加肝、脾、胃、肾等穴。

【操作】用 75% 乙醇消毒耳廓待干后，用王不留行籽置于菱形胶布上，贴一侧上述各耳穴，嘱患者每隔 4 小时左右用手指按压埋豆处，每次每穴按压 40 次，以局部出现麻、热、胀、痛为宜。2~3 天更换胶布及王不留行籽，同时换对侧耳进行治疗，脱落或湿水及时更换，连续治疗 14 天。

【适应证】心虚胆怯型非器质性频发室性早搏。

【注意事项】在接受治疗期间避免食用刺激性食物，禁烟、酒，保持心情舒畅。

【出处】《云南中医中药杂志》2017，38（03）：105-106.

处方 105

耳穴：心，交感，神门，枕。因器质性疾病而致心律失常加小肠、耳迷根；合并神经衰弱者加肾、皮质下；合并内分泌紊乱加内分泌、皮质下；合并高血压加耳背沟。

【操作】采用耳毫针法或耳穴贴压法。发作期先用耳毫针法，在穴区内找到敏感点进针，每天 1 次，每次一侧耳穴，两耳交替。症状缓解后可用耳穴贴压法。在穴区内找到敏感点贴压王不留行籽。每 2~3 日 1 次，两耳交替，10 次为 1 个疗程。

【适应证】心虚胆怯型心律失常。症见心悸不宁，善惊易恐，坐卧不安，少寐多梦而易惊醒，食少纳呆，恶闻声响，苔薄白，脉细略数或细弦。

【注意事项】在接受治疗期间避免食用刺激性食物，禁烟、酒，保持心情舒畅。

【出处】《中国针灸》1997，2（10）：618.

处方 106

主穴：心，神门。配穴：交感，内分泌，皮质下。

【操作】取麝香保心丸 1 贴，剪为 1cm×1cm 医用胶布，贴于心、神门穴，先取左耳，敷之 3 天换右耳，这样左右轮换贴耳穴，20 次为 1 个疗程，即 1 周 2 次。以药丸溶化效果更好。

【适应证】心虚胆怯型室性早搏。症见心悸不宁，善惊易恐，坐卧不安，少寐多梦而易惊醒，食少纳呆，恶闻声响，苔薄白，脉细略数或细弦。

【注意事项】在接受治疗期间避免食用刺激性食物，禁烟、酒，保持心情舒畅。

【出处】《上海医药》1996，（08）：8-9.

处方 107

主穴：内关。配穴：心，交感，神门。气阴两虚型加三阴交；气虚血瘀型加心俞；心脾两虚型加足三里。

【操作】针刺时一般选用中等刺激量，内关行捻转补法，每 10 分钟行针 1 次，每次留针 20 分钟，每日 1 次，严重者每日 2 次，10 次为 1 个疗程，每人治疗 2 个疗程，配耳穴埋针法，每天 1 次，两耳交替。

【适应证】心律失常。症见心悸、胸闷气短兼有上述证型表现者。

【注意事项】在接受治疗期间避免食用刺激性食物，禁烟、酒，保持心情舒畅。

【出处】《实用中医内科杂志》2003，17（02）：138.

（三）按摩疗法

处方 108

足太阳膀胱经，华佗夹脊穴，厥阴俞，心俞，肝俞，膈俞，内关。

【操作】患者取俯卧位，自然放松，医者站其侧方，组合手法主要分 3 步进行。①背部放松法：用一指禅推法，大鱼际揉法和掌根揉法配合使用，在患者胸腰部往返治疗数遍，沿足太阳膀胱经第 1~2 侧线操作，时间为 8 分钟。②肘点压脊法：用肘点压棘突旁两侧的华佗夹脊穴。至上而下从胸 3 至胸 12 往返点压 5 分钟。③拇指按诸穴法：点按厥阴俞、心俞、肝俞、膈俞，点揉内关穴，手法由轻至重，时间为 8 分钟。再重复做背部放松法，2 遍结束手法治疗，1 天 1 次，12 次为 1 个疗程。

【适应证】心阳虚型功能性心律失常。症见心悸不安，胸闷气短，动则尤甚，面色苍白，形寒肢冷，舌淡苔白，脉虚弱，或沉细无力。

【注意事项】在接受治疗期间避免食用刺激性食物，禁烟、酒，保持心情舒畅。

【出处】《黑龙江医药科学》2000，23（04）：15.

处方 109

反应区。

【操作】在手掌部位用手指尖按压找出 4 个点（痛点或反应区），即心脏 1 区、心脏 2 区、肾与肾上腺区、前列腺区。其中心脏 1 区约在第 5 掌骨中间，相当于掌横纹下 0.5cm 处；心脏 2 区约在大鱼际正中；肾与肾上腺区约在第 4 掌骨外侧缘相距指一横纹下 1cm 处；前列腺区约在第 2、3 掌骨间靠近指第一横纹的缝隙处。按摩时，令患者正坐，注意力集中，双手掌心向上，五指自然回收。医者站立于患者对面，先用双大拇指尖分别按压在患者左手的心脏 1 和心脏 2 区，再用双手其余 4 指握住手背，双拇指同时适中用力，在按压区行点、按、揉相结合的按摩手法 3~5 分钟，并连续依法对肾和肾上腺区、前列腺区按摩 3~5 分钟。中间休息 1 分钟后，重复上手法对患者右手部的反应点（区）按摩 6~10 分钟。1 日 1 次，10 天为 1 个疗程。

【适应证】心肾不交型窦性心律失常。症见心悸易惊，心烦失眠，五心烦热，口干，盗汗，思虑劳心则症状加重，伴有耳鸣，腰酸，头晕目眩，舌红少津，苔薄黄或少苔，脉细数。

【注意事项】治疗前先让患者调整呼吸，保持平静，按摩过程中要求患者意念配合，精力集中在心前区。按摩结束后，让患者在较安静的环境中休息 30 分钟左右。

【出处】《国医论坛》1992，（02）：25.

处方 110

【操作】脊源性心律失常一般可分为颈源性心律失常、胸源性心律失常、混合性心律失常三类。颈源性心律失常病变部位多在 C_4~C_6 椎体及其椎旁组织，胸源性心律失常病变部位多在 T_4~T_8 椎体及其椎旁组织，混合性心律失常符合以上两种类型的特点。令患者放松，取坐位或俯卧位，先以推、揉、擦、拿等手法充分放松肩背部肌肉、筋膜等。根据不同的症状类型，对不同部位的关节紊乱采用有针对性的整复手法，颈源性心律失常可采用牵颈旋转复位法、侧头摇正法，胸源性心律失常可采用定点掌根按压法、拇指掌根对压法。

【适应证】脊源性心律失常，以心悸、胸闷、气短等为主症。

【注意事项】在接受治疗期间避免食用刺激性食物，禁烟、酒，保持心情舒畅。

【出处】《河南中医》2013，33（12）：2096–2097.

处方 111

劳宫，神门，阴郄，通里，灵道，大陵，内关，间使，郄门，曲泽，极泉，涌泉，足底心、肾以及大脑反射区。

【操作】拇指指腹揉按劳宫穴、神门穴、阴郄穴、通里穴、灵道穴，分别持续 3 分钟左右，令患者感受到胀痛，然后弯曲食指与中指，以指关节按摩大陵穴、内关穴、间使穴、郄门穴，分别持续 2 分钟左右，同样以患者感到酸胀为止。使用掌根紧贴患者曲泽穴、极泉穴，按揉 3 分钟左右，并将力度由轻至重，再至轻按摩。以拇指指腹按摩足底的涌泉穴，然后按压足底心、肾以及大脑反射区各 1~3 分钟。

【适应证】痰火扰心型心律失常。症见心悸时发时止，受惊易作，胸闷烦躁，失眠多梦，口干苦，大便秘结，小便短赤，舌红苔黄腻，脉弦滑。

【注意事项】身患血液疾病或有出血倾向以及患有严重的脑、肝、肾等疾病的患者不适宜按摩治疗，对于久病或体弱者需要施以轻缓的手法。进行手、足部按摩时，尽量让患者放松肌肉，并且暴露出手足穴位，还要注意保暖，控制室温在 24~26℃之间。

【出处】《中西医结合心血管病电子杂志》2017，5（19）：148.

处方 112

【操作】正骨推拿综合治疗：①颈椎有旋转式错位者用低（仰）头摇正法纠正，患者侧卧，术者一手置于颈部固定错位下方的椎体，另一手托患者面颊部，低头位旋转头部至最大角度时稍加"闪动"力，重复 2~3 次。有前后滑脱式或侧弯侧摆式错位者用侧卧推正法纠正，患者侧卧低头，术者拇、食二指夹持其向后凸起的棘突两旁椎板处作"定点"，另一手托其下颌，将头做前屈后仰活动，当仰头时，"定点"之手稍加用力向前推动，使之在运动中推正，重复 2~3 次。②倾位仰位式或有椎间狭窄者加用牵引治疗，颈椎牵引在 Q4 型牵引椅下进行，牵引重量为 14~20kg，每次 15 分钟。可在牵引下加用手法治疗。以上治疗，每日 1 次，10 次为 1 个疗程。

【适应证】脊源性心律失常。症见心悸、胸闷气短等。

【注意事项】在接受治疗期间避免食用刺激性食物，禁烟、酒，保持心情舒畅。

【出处】《颈腰痛杂志》2003，（05）：293–294.

处方 113

神藏，灵墟。

【操作】患者仰卧于床上，医生用拇指指腹端按压左神藏穴（左胸第 2 肋间隙前正中线旁开 2 寸），顺时针方向快速按摩捻转，患者出现指感（胀痛、酸沉传至左腋下或左肩背）。如 3 分钟后无效再用同法按摩灵墟穴（胸部第 3 肋间隙前正中线旁开 2 寸）。

【适应证】心虚胆怯型阵发性室上性心动过速。

【注意事项】在接受治疗期间避免食用刺激性食物，禁烟、酒，保持心情舒畅。

【出处】《张家口医学院学报》1994，11（04）：110.

处方 114

主穴：膻中。配穴：神门，内关。

【操作】暴露前胸，拇指指腹按压膻中，垂直向下，由轻到重逐渐加压，力量向组织内渗透，以局部有酸、麻、胀、热感且能耐受为度。2 分钟 / 穴，10 分钟 / 次。

【适应证】心阳不振型缓慢性心律失常。症见心悸不安，胸闷气短，动则尤甚，面色苍白，形寒肢冷，舌淡苔白，脉虚弱，或沉细无力。

【注意事项】在接受治疗期间避免食用刺激性食物，禁烟、酒，保持心情舒畅。

【出处】《实用中医内科杂志》2015，29（04）：152-154.

处方 115

心俞，肺俞，脾俞，肾俞。

【操作】以心俞穴为主，配合肺俞、脾俞、肾俞。术者首先用右手拇指指腹抵住左侧心俞穴，顺时针方向揉动 300 次，频率为 100 次 / 分，力量以患者能感受到局部痛感为度，稍停，再逆时针方向揉动 300 次，频率、力量同上。然后再逐个点揉右侧心俞穴和肺俞、脾俞、肾俞穴（此 3 穴可减少点揉次数和减轻力量）。最后用双手拇指由内向外、由上至下逐步揉推、疏理背俞穴。总治疗时间为 30 分钟，每日 1 次，7 次为 1 个疗程，共治疗 4 个疗程。

【适应证】气阴两虚型室性早搏。症见心悸气短，头晕目眩，少寐多梦，健忘，面色无华，神疲乏力，五心烦热，口干，盗汗，舌淡红少津，苔薄或少苔，脉细弱。

【注意事项】在接受治疗期间避免食用刺激性食物，禁烟、酒，保持心情舒畅。

【出处】《按摩与导引》1993，（04）：1-2.

处方 116

内关，合谷。

【操作】取一侧上肢内关、合谷穴。如取右上肢穴位，术者用右手大拇指压患者内关穴作为力点，无名指压对侧作为支点；用左手大拇指压患者合谷穴作为力点，无名指压对侧作为支点。术者宜用力，呈爆发性。

【适应证】阵发性室上性心动过速。症见心悸、胸闷气短、乏力、动则尤甚等。

【注意事项】在接受治疗期间避免食用刺激性食物，禁烟、酒，保持心情舒畅。

【出处】《贵阳中医学院学报》1985，（03）：49.

（四）埋线疗法

处方 117

内关，郄门，太渊，厥阴俞透心俞，膈俞，膻中，足三里。配穴：快速性心律失常选神门透灵道，心平透少海，太冲，太溪，三阴交；缓慢性心律失常选神藏，胸 1~7 夹脊，关元透气海，脾俞，肾俞，后溪。

【操作】取穴，消毒后用普鲁卡因局麻（先皮试），镊取一段 5~80mm 羊肠线置入腰穿针前端，刺入穴位或透穴，边推针芯边退针管，将线留植穴内。严格无菌操作。术后 3 日内勿使针眼沾水。针刺按常规操作。埋线每周 1 次，3 次 1 个疗程，做 1~3 个疗程，疗程间隔 1 周。主穴可埋双线或复埋 1~2 次，配穴只埋 0~1 条线。

【适应证】心阴阳两虚型心律失常。症见心悸易惊，心烦失眠，口干，盗汗，面色苍白，形寒肢冷，耳鸣，腰酸，舌淡红少津，苔薄或少苔，脉沉细数。

【注意事项】在接受治疗期间避免食用刺激性食物，禁烟、酒，保持心情舒畅。

【出处】《针灸临床杂志》2001，（02）：55-56.

处方 118

内关（双侧），足三里（双侧）。心脾两虚加脾俞、心俞或神门；心气阴两虚加三阴交或厥阴俞；心肺气虚加肺俞、列缺；气虚血瘀加关元。

【操作】将医用 1 号羊肠线，剪成 5~6mm 长，在局麻下把羊肠线埋入穴位。埋线时一定要得气，有针感如发胀或发麻时才能埋线。每隔 15~20 天埋线 1 次，3 次为 1 个疗程。

【适应证】心律失常。症见心悸，胸闷气短兼有上述证型表现者。

【注意事项】在接受治疗期间避免食用刺激性食物，禁烟、酒，保持心情舒畅。

【出处】《中国针灸》1995，（02）：96.

处方 119

神门（双侧），内关（双侧）。心虚胆怯加胆俞；心脾两虚加足三里；阴虚火旺加三阴交；心血瘀阻加膈俞；水气凌心加阴陵泉；心阳虚弱加心俞。

【操作】穴位皮肤常规消毒后，将专用埋线装入一次性、直径 1mm 的微创埋线针管内。左手拇、食指绷紧或提起进针部位皮肤，右手持针，迅速刺入皮下，穴位进针捻转得气后，边推针芯边退针管，使线埋入皮下肌层，线头不得外露，立即用干棉球压迫针孔片刻，外敷无菌敷料，胶布固定。每 10 天治疗 1 次，治疗 1 次为 1 个疗程，共 3 个疗程。

【适应证】心律失常。症见心悸气短、失眠兼有上述证型表现者。

【注意事项】在接受治疗期间避免食用刺激性食物，禁烟、酒，保持心情舒畅。

【出处】《中西医结合心脑血管病杂志》2014，12（01）：47.

（五）针刺疗法

处方 120

心俞（双侧），厥阴俞（双侧）。

【操作】双侧心俞、厥阴俞常规消毒，采用利多卡因局部麻醉，自制挑治针于穴位刺入后，由浅入深挑断白色纤维，如有出血用消毒棉球按压止血，每 5 天 1 次。期间配合针刺治疗，取内关、神门、合谷、足三里、三阴交穴。心胆虚怯加胆俞；心阳虚加膻中、列缺；心阴虚加三阴交、太溪；心阳虚加大椎、关元；心血瘀阻加膈俞、膻中。在每个穴位快速以泻法进针，得气后留针 30 分钟。每日 1 次，10 次为 1 个疗程。休息 2 天，继续下 1 个疗程。

【适应证】室性心律失常。症见心悸气短、畏寒兼有上述证型表现者。

【注意事项】在接受治疗期间避免食用刺激性食物，禁烟、酒，保持心情舒畅。

【出处】《上海针灸杂志》2010，29（05）：294-295.

处方 121

耳穴：左取心、脾，右取心、肾。

【操作】患者取端坐位或仰卧位，左右耳交替使用。耳穴皮肤严格消毒，采用 S 型和 N 型 0.5 寸的泾渭牌磁极针各 1 支。医者右手持针，左手扶着被施针的耳朵背部，靠押手感觉把握针刺最佳深度，每 5 分钟行针 1 次，留针 20 分钟，每天治疗 1 次，12 次为 1 个疗程，间隔 3 天进行第 2 个疗程。

【适应证】心脾两虚型早搏。症见心悸气短，头晕目眩，少寐多梦，健忘，面色无华，神疲乏力，纳呆食少，腹胀便溏，舌淡红，脉细弱。

【注意事项】在接受治疗期间避免食用刺激性食物，禁烟、酒，保持心情舒畅。

【出处】《针灸临床杂志》1997，13（45）：49.

处方 122

内关。

【操作】皮内针消毒后，垂直按入内关穴，得气后将大小为 8mm×20mm×2mm 的消毒磁片贴敷于针刺部位，表面磁场强度为 700~1600 高斯，实证以 S 极贴针，虚证以 N 极贴针，然后用胶布固定。5 天为 1 个疗程，连续应用 3~6 个疗程。治疗过程中要注意更换皮内针及磁片，3~5 天更换 1 次。

【适应证】心脾两虚型室上性心律失常。症见心悸气短，头晕目眩，少寐多梦，健忘，面色无华，神疲乏力，纳呆食少，腹胀便溏，舌淡红，脉细弱。

【注意事项】在接受治疗期间避免食用刺激性食物，禁烟、酒，保持心情舒畅。

【出处】《中医研究》2001，（04）：62-63.

处方 123

T_5 脊柱区带。

【操作】选用 3 号或 4 号针刀（根据患者胖瘦），先在 T_5 的脊柱区带范围内（脊柱区带指颈椎棘突连线旁开 2cm，胸、腰棘突连线旁开 3cm 范围的区域）寻找压痛点，或有结节、条索等阳性物处，左右各选择 1 点，以龙胆紫作标记，再在 T_4~T_5 和 T_5~T_6 棘突间向两侧各旁开 1.5cm 定 2 点（共计 4 点）分别按针马操作规程行内手法松解。每 5 天 1 次，共 6 次，计 30 天。

【适应证】胸阳不振型特发性房颤。症见心悸不安，胸闷气短，动则尤甚，面色苍白，形寒肢冷，舌淡苔白，脉虚弱，或沉细无力。

【注意事项】应熟悉脊柱区的解剖部位，术中应避免针刀刺入胸腔引起气胸。

【出处】《淮海医药》2007，（02）：142.

处方 124

手三里，曲池，阳陵泉，外关，太冲，合谷，四神聪，风市，昆仑，百会。双侧足三里、悬钟。

【操作】以阳明经为主，重点叩刺手三里、曲池、阳陵泉、外关、太冲、合谷、四神聪、风市、昆仑、百会。每次叩刺 30 分钟，每日 1 次，疗程 14 天。温针灸双侧足三里和悬钟，慢速捻转进针，以补法施术 1 分钟，之后在腧穴上放置一个带孔的硬纸板（规格为 5cm×5cm），将艾条放置于针柄的上端后点燃，通过针体将热力传导至穴位深处，直至艾条燃尽为止，每日治疗 1 次，1 个疗程 14 天。

【适应证】急性脑血管疾病所致脑源性心律失常。症见心悸，胸闷烦躁，失眠多梦，口干苦，大便秘结，小便短赤，甚或神志不清，昏迷躁扰不宁，舌红苔黄腻，脉弦滑。

【注意事项】在接受治疗期间避免食用刺激性食物，禁烟、酒，保持心情舒畅。

【出处】《现代中西医结合杂志》2019，28（34）：3796-3800.

处方 125

双侧心区。

【操作】取双侧心区，选用 0.35mm×25mm 毫针，患者平卧，闭眼，医者左手指压住眼球，右手持针刺入穴区，深度以达到骨膜为度。得气时患者有触电样或酥酥样感觉上下窜动，或有酸、麻、胀、冷、热等感觉，不得气者可将针稍提出一点重新调整后轻轻刺入，得气后留针 15 分钟。

【适应证】心脾两虚型心律失常。症见心悸气短，头晕目眩，少寐多梦，健忘，面色无华，神疲乏力，纳呆食少，腹胀便溏，舌淡红，脉细弱。

【注意事项】在接受治疗期间避免食用刺激性食物，禁烟、酒，保持心情舒畅。

【出处】《上海针灸杂志》2004，23（11）：21.

处方 126

双侧内关穴。

【操作】针刺双侧内关穴，同时给予养心汤基础治疗。针刺方法：患者取坐位，进针深度 25~50mm，得气后持续捻针 2~3 分钟，留针 40 分钟，平补平泻，尽量使针感向上臂和胸部传导，以求气至病所，然后在双侧内关穴接电针治疗仪，一组导线的两个接头分别连接两个内关，选疏密波，刺激强度以患者能耐受为宜。每天治疗 1 次，连续治疗 6 次，休息 1 日。

【适应证】心气不足型快速性心律失常。症见心悸气短，头晕目眩，少寐多梦，健忘，面色无华，神疲乏力，舌淡红，脉细数。

【注意事项】在接受治疗期间避免食用刺激性食物，禁烟、酒，保持心情舒畅。

【出处】《针灸临床杂志》2016，32（07）：38–40.

处方 127

内关，心俞，厥阴俞，膈俞，公孙，脾俞，足三里，间使，神门，通里。伴胸闷、气短者加膻中、巨阙。

【操作】①针刺内关：行提插捻转手法，先泻后补，留针 15 分钟。②隔姜灸：将主穴分为两组，每组 4~5 个穴位，切取厚约 2mm 的生姜 4~5 片，在中心用针穿刺数孔，放于穴位之上，上置底面直径约 1cm 的圆锥形艾炷施灸，每穴 3~5 壮，以皮肤潮红为度，注意勿烫伤皮肤，两组穴位交替使用。治疗每日 1 次，10 次为 1 个疗程，疗程间休息 5 天。

【适应证】心脾两虚型心律失常。症见心悸气短，头晕目眩，少寐多梦，健忘，面色无华，神疲乏力，纳呆食少，腹胀便溏，舌淡红，脉细弱。

【注意事项】针刺时注意避开血管、神经，在接受治疗期间避免食用刺激性食物，禁烟、酒，保持心情舒畅。

【出处】《中国针灸》2009，29（11）：876–878.

处方 128

郄门（双侧）。

【操作】针刺双侧郄门穴，直刺，深度为 1 寸，以患者得气为度，针刺感（胀、麻感）可传至中指、腕、肘或肩部，留针 15 分钟，期间每 5 分钟捻针 1 次。

【适应证】心虚胆怯型早搏。症见心悸不宁，善惊易恐，坐卧不安，少寐多梦而易惊醒，食少纳呆，恶闻声响，苔薄白，脉细略数或细弦。

【注意事项】在接受治疗期间避免食用刺激性食物，禁烟、酒，保持心情舒畅。

【出处】《长春中医学院学报》1995，11（49）：27.

处方 129

天泉，郄门，间使，内关，劳宫。

【操作】患者平卧，常规消毒皮肤，选用 0.22mm × 40mm 毫针，于天泉直刺 1~2 寸、劳宫直刺 0.5~1 寸，郄门、间使、内关向肘关节方向斜刺 15°，针刺 1~1.5 寸，行平补平泻手法，得气后留针。每日 1 次，5 次为 1 个疗程。治疗 2 个疗程，疗程间休息 2 天。

【适应证】邪扰心神型快速性心律失常。症见心悸时发时止，受惊易作，胸闷烦躁，失眠多梦，口干苦，大便秘结，小便短赤，舌红苔黄腻，脉弦滑。

【注意事项】在接受治疗期间避免食用刺激性食物，禁烟、酒，保持心情舒畅。

【出处】《针刺手厥阴心包经治疗快速性心律失常的效果观察》谢锡钦，2010 年。

处方 130

太渊。

【操作】患者取自然仰卧位，针刺左太渊穴，斜刺 0.3 寸，针尖的方向指向身体近侧，捻转行针 30 秒，使患者有酸胀感，每隔 10 分钟行针 1 次。亦可配合针刺膻中穴，膻中穴向下平刺，捻转 30 秒，使患者有酸胀感，留针 30 分钟。

【适应证】气血不足型心脏早搏。症见心悸气短，头晕目眩，少寐多梦，健忘，面色无华，神疲乏力，纳呆食少，腹胀便溏，舌淡红，脉细弱。

【注意事项】在接受治疗期间避免食用刺激性食物，禁烟、酒，保持心情舒畅。

【出处】《中国针灸》1999，（05）：269–270.

处方 131

内关，灵道，曲泽。心虚胆怯者加胆俞；心脾两虚者加脾俞、足三里；阴虚火旺者加肾俞、太溪；水气凌心者加气海；心脉瘀阻者加血海；心阳虚弱者加水分、中极。

【操作】常规消毒后，每穴直刺 0.3~0.5 寸，局部酸胀，针感可向前臂及手指放散。用平补平泻法，留针 30 分钟，留针期间行针 2~3 次，主穴均用捻转补法，捻转幅度为 2~3 圈，捻转频率为每秒 2~4 个往复，每次行针 5~10 秒，每日 1 次。

【适应证】心律失常。症见心悸，胸闷气短兼有上述证型症状者。

【注意事项】针刺时避开尺动、静脉。

【出处】《实用中西医结合临床》2016，16（11）：16–18.

处方 132

内关（双侧），神门（双侧），心俞（双侧），巨阙（双侧）。

【操作】采用 0.28mm × 40mm 不锈钢毫针，直刺 1 寸，进针得气后留针 30 分钟。隔天 1 次，10 次为 1 个疗程，疗程间隔 2 天，连续治疗 2 个疗程。

【适应证】心虚胆怯型无器质性心脏病的室性早搏。

【注意事项】在接受治疗期间避免食用刺激性食物，禁烟、酒，保持心情舒畅。

【出处】《上海针灸杂志》2008，（05）：15-16.

处方 133

内关，神门，百会，足三里，三阴交，心俞，膈俞，太溪，气海，关元。

【操作】患者处于放松状态，穴位消毒后，选取 0.25mm×25mm 不锈钢一次性毫针，神门、太溪直刺 0.3~0.5 寸，内关、气海、关元直刺 0.5~1 寸，百会穴针尖向前斜刺 1~1.5 寸，心俞、膈俞向内斜刺 0.3~0.5 寸，足三里、三阴交选用 0.35mm×40mm 一次性毫针直刺 1~2 寸。各穴以得气为度，施以捻转手法，以离心为补，捻转角度小于 90°，频率大于 120 次/分，均操作 1~2 分钟。针刺每日 1 次，10 次为 1 个疗程。

【适应证】病毒性心肌炎并室性早搏属气阴两虚型。症见心悸气短，头晕目眩，少寐多梦，健忘，面色无华，神疲乏力，五心烦热，口干，盗汗，舌淡红少津，苔薄或少苔，脉细弱。

【注意事项】在接受治疗期间避免食用刺激性食物，禁烟、酒，保持心情舒畅。

【出处】《中国中医药科技》2012，19（05）：459-460.

处方 134

内关，神门，厥阴俞，膻中，心俞，膈俞。

【操作】采用毫针平补平泻法，每日 1 次，每次 30 分钟。

【适应证】邪扰心神型阵发性房颤。症见心悸时发时止，受惊易作，胸闷烦躁，失眠多梦，口干苦，大便秘结，小便短赤，舌红苔黄腻，脉弦滑。

【注意事项】在接受治疗期间避免食用刺激性食物，禁烟、酒，保持心情舒畅。

【出处】《浙江中医杂志》2014，49（11）：833.

处方 135

神门，内关，百会，安眠，心俞，胆俞。

【操作】患者取仰卧位，选用 0.25mm×40cm 一次性针灸针，用 1% 安尔碘皮肤消毒液对取穴处皮肤行常规消毒，采用快速进针法，中等刺激，不提插、不捻转，针刺得气后留针 30 分钟。每日治疗 1 次，15 次为 1 个疗程，共治疗 2 个疗程。

【适应证】心虚胆怯型室性早搏伴失眠。症见心悸不宁，善惊易恐，坐卧不安，少寐多梦而易惊醒，食少纳呆，恶闻声响，苔薄白，脉细略数或细弦。

【注意事项】在接受治疗期间避免食用刺激性食物，禁烟、酒，保持心情舒畅。

【出处】《上海针灸杂志》2019，38（01）：12–16.

综合评按：心律失常属中医"心悸""怔忡"范畴，中医认为心气亏虚，脉道不充，气虚致血运无力，脉道阻滞，气虚不能自护则心悸动而不宁，心阴不足，心失所养，可导致心悸，情志不舒，开阖失司，扰乱神明，肝郁气滞，久病化瘀，络阻心脉，继而发为本病。中医治疗本病常以补气、温阳、滋阴、养血、活血为主。在外治方面，中医有着完善的理论依据和大量的临床实践。中医认为"心寄窍于耳"，心主血脉以荣耳，心神系耳以明意。心血充盛，荣于耳，则耳轮红活荣润，如《灵枢·阴阳二十五人》曰："血气盛则眉美以长，耳色美；血气少则耳焦恶色"，《素问·金匮真言论篇》曰："南方赤色，入通于心，开窍于耳，藏精于心"，《备急千金要方》载："心在窍为耳……其通于窍者，寄见于耳"，《证治准绳》指出"心为耳窍之客"等，都表明了心与耳的密切联系，且两者联系得到了相关临床证实。《古今医统》言："心虚血耗，必致耳鸣、耳聋。"此外，《灵枢·口问》载："耳者，宗脉之所聚也。"手少阴心经与手厥阴心包经虽不直接入耳，却通过经别与阳经汇合上达于耳，为耳穴治疗心系疾病提供了理论基础。现代医学对耳穴疗法作用机制的研究主要围绕神经系统展开，认为刺激耳穴实际是通过刺激耳廓上的神经发挥双向调节作用而纠正机体失衡状态。中医针刺疗法是治疗多种病症的可靠方法，内关穴，手厥阴心包经之络穴，八脉交会穴之一，通于阴维脉，有宁心安神、活血通络之效。《针灸甲乙经》记载："心澹澹而善惊恐，心悲，内关主之。"心包经与三焦经互为表里，故内关可通三焦，调诸脏，心居上焦，亦受其调，因此，刺激内关穴可通心经血脉，调理气机。大量的临床研究表明，内关穴对快速性心律失常有良好的调整作用。厥阴俞穴正好与心包的位置等同，心俞穴正好与心脏的水平位置等同。督俞可调一身之阳气，膈俞为血之会穴。艾灸具有温散寒邪、温通经络、活血逐痹、回阳固脱的作用。《医学入门》载："凡病药之不及，针之不到，必须灸之。"现代研究提示，艾灸通过艾叶中的多种化学成分燃烧后产生的抗氧化物质，附着在穴位处皮肤上，借助灸热再通过腧穴深入体内，使血行旺盛，刺激感觉神经可引起反射，作用于血管、神经促进新陈代谢。艾灸膻中穴可以振奋心阳，使血脉运行通畅，脉动有力。

第四节　心力衰竭

心力衰竭是各种心脏结构或功能性疾病导致心室充盈和（或）射血功能受损，心排血量不能满足机体组织代谢需要，以肺循环和（或）体循环淤血，器官、组织血液灌注不足为临床表现的一组综合征，主要表现为呼吸困难、体力活动受限和体液潴留。心功能不全或心功能障碍理论上是一个更广泛的概念，伴有临床症状的心功能不全称之为心力衰竭（简称心衰）。分类：①左心衰竭、右心衰竭和全心衰竭：左心衰竭由左心室代偿功能不全所致，以肺循环淤血为特征，临床上较为常见。单纯的右心衰竭主要见于肺源性心脏病及某些先天性心脏病，以体循环淤血为主要表现。左心衰竭后肺动脉压力增高，使右心负荷加重，右心衰竭继之出现，即为全心衰竭。心肌炎、心肌病患者左、右心同时受损，左、右心衰可同时出现而表现为全心衰竭。单纯二尖瓣狭窄引起的是一种特殊类型的心衰，不涉及左心室的收缩功能，而直接因左心房压力升高而导致肺循环高压，有明显的肺淤血，相继出现右心功能不全。②急性和慢性心力衰竭：急性心衰系因急性的严重心肌损害、心律失常或突然加重的心脏负荷，使心功能正常或处于代偿期的心脏在短时间内发生衰竭，或慢性心衰急剧恶化。临床上以急性左心衰常见，表现为急性肺水肿或心源性休克。慢性心衰有一个缓慢的发展过程，一般均有代偿性心脏扩大或肥厚及其他代偿机制的参与。

③收缩性和舒张性心力衰竭：心脏以其收缩射血为主要功能。收缩功能障碍，心排血量下降并有循环淤血的表现即为收缩性心力衰竭，临床常见。心脏正常的舒张功能是为了保证收缩期的有效泵血，心脏的收缩功能不全常同时存在舒张功能障碍。舒张性心力衰竭是由心室主动舒张功能障碍或心室肌顺应性减退及充盈障碍所导致，单纯的舒张性心衰可见于冠心病和高血压心脏病心功能不全早期，收缩期射血功能尚未明显降低，但因舒张功能障碍而致左心室充盈压增高，肺循环淤血。严重的舒张性心衰见于限制型心肌病、肥厚型心肌病等。

1. 临床诊断

心力衰竭的诊断是综合病因、病史、症状、体征及客观检查而做出的。首先应有明确的器质性心脏病的诊断。心衰的症状、体征是诊断心衰的重要依据。疲乏、无力等由于心排血量减少的症状无特异性，诊断价值不大，而左心衰竭的肺淤血引起不同程度的呼吸困难，右心衰竭的体循环淤血引起的颈静脉怒张、肝大、水肿等是诊断心衰的重要依据。

2. 中医分型

（1）气虚痰瘀证：神疲乏力，心悸气急，咳嗽气喘，不能平卧，咯白痰或黄黏痰，胸脘痞闷，面部暗红，唇暗，头晕目眩，或伴痰鸣。舌质暗或有瘀斑瘀点，舌苔腻，脉沉无力或促、涩、结代。

（2）气阴两虚血瘀证：心悸，气短，疲乏，自汗或盗汗，头晕心烦，口干，面颧暗红，唇暗。舌质紫暗，少苔，脉细数无力或兼涩、结代。

（3）气虚血瘀水停证：神疲乏力，气短，动则加剧，心悸怔忡，水肿以下肢为甚，尿少，唇暗，颈部及舌下青筋显露。舌质淡暗或有瘀斑瘀点，苔白或腻，脉沉无力或兼促、涩、结代。

（4）阳虚水停血瘀证：心悸气喘，畏寒肢冷，腰酸膝冷，肢体浮肿，水肿以下肢为甚，尿少，面色苍白或青紫，唇暗，颈部及舌下青筋显露，腹胀便溏。舌淡暗、紫暗，舌体胖大，有齿痕，苔白滑，脉弦细数无力或促、涩、结代、散。

一、药物外治法

（一）穴位贴敷疗法

处方 136

丁香 6g，山药 15g，茯苓 15g，草豆蔻 6g，砂仁 6g，木香 6g，冰片 0.1g。

【用法】上述中药打碎制成药丸，外敷神阙穴治疗，将醒脾开胃贴外敷于神阙穴上，加以神灯照射，调节神灯与神阙穴之间的距离，照射距离一般为 35~40cm，以不烧伤皮肤为宜。每次照射 30 分钟，连用 7 天。1 周为 1 个疗程。

【适应证】慢性心功能不全合并消化不良属脾虚气滞者。症见心功能不全伴有腹胀、纳差、恶心、呕吐、嗳气等消化不良症状。

【注意事项】皮肤破溃、对上述药物过敏者禁用。

【出处】《中国民间疗法》2016，24（12）：31-32.

处方 137

丁香 6g，苍术 12g，白术 15g，草豆蔻 6g，砂仁 6g，木香 6g，冰片 0.1g。

【用法】上药制成药丸，每日 1 贴，药芯对准脐部（神阙穴），贴 12 小时，共用 1 周。

【适应证】心力衰竭伴功能性消化不良属胃肠气滞者。症见心衰伴腹胀、纳差、恶心、呕吐、嗳气等消化不良症状。

【注意事项】皮肤破损、对上述药物过敏者禁用。

【出处】《中国中医急症》2008，17（08）：1041.

处方 138

茯苓，白芍，白术，制附子，延胡索，白芥子。

【用法】上述药物混合粉碎，姜汁加热，加入上述药粉调和，再加入冰片、少量赋形剂蜂蜜，每次每穴贴膏用量为 2g，将贴膏制成约 1cm×0.5cm 规格的药饼，贴敷覆盖于心俞（双侧）、脾俞（双侧）、肾俞（双侧），每次贴敷 4~6 小时，每天 1 次，14 天为 1 个疗程。

【适应证】阳气亏虚、血瘀型心力衰竭。症见心悸气喘，畏寒肢冷，腰酸膝冷，肢体浮肿，水肿以下肢为甚，尿少，面色苍白或青紫，唇暗，颈部及舌下青筋显露，腹胀便溏。舌淡暗、紫暗，舌胖大，有齿痕，苔白滑，脉弦细数无力或促、涩、结代、散。

【注意事项】若皮肤有明显灼热、刺痛或痒感，局部表现为大水疱或者烫伤样改变，或有全身过敏性表现，应停止穴位贴敷，如果水疱过大，可用消毒针管直接挑破，再用碘伏消毒，覆盖薄纱块并固定，必要时给予抗过敏治疗。

【出处】《加味真武方穴位贴敷治疗慢性心力衰竭阳气亏虚血瘀证的临床研究》朱敏，2018 年。

处方 139

葶苈子 6g，人参 12g，麦冬 15g，五味子 12g，茯苓 15g，猪苓 15g，泽泻 15g，白术 15g，桂枝 12g，枳实 6g，桔梗 9g，丹参 15g，川芎 15g。

【用法】选取关元、足三里（双侧）3 穴，应用艾灸仪分别进行温和灸，每次以局部皮肤红晕、有温热感而无灼痛为宜，每穴 20 分钟，每天 1 次。艾灸完毕，选取膻中、心俞（双侧）、肺俞（双侧）、膈俞（双侧）7 穴，将葶苈生脉五苓散粉剂（组成：葶苈子、人参、麦冬、五味子、茯苓、猪苓、泽泻、白术、桂枝、枳实、桔梗、丹参、川芎等）加温水适量，调成糊状，取适量敷在各穴上，覆盖纱布，胶布固定，4~6 小时后去除，每天 1 次。

【适应证】气虚血瘀型心力衰竭。症见胸闷气短，神疲乏力，活动后诱发或加剧，自汗，面色㿠白，口唇发绀，或胸部闷痛，或肢体肿胀，喘息不得卧，舌质暗或有瘀斑瘀点，舌苔腻，脉沉无力或促、涩、结代。

【注意事项】在接受治疗期间避免食用刺激性食物，禁烟、酒，保持心情舒畅。

【出处】《辽宁中医药大学学报》2013，15（07）：11-12.

处方 140

白芥子 6g，细辛 3g，延胡索 15g，甘遂 1g，麻黄 6g，黄芩 15g，丹参 15g，赤芍 15g，川芎 15g。

【用法】将上药共研成粉，过 100 目筛。另备好鲜生姜汁。夏季头、中、末三伏当天，各取三分之一药末，用姜汁调匀，贴敷在肺俞、心俞、脾俞和肾俞上，用胶布固定好，维持 3~6 个小时。

【适应证】慢性心力衰竭。症见神疲乏力，心悸气急，咳嗽气喘，不能平卧，咯白痰或黄黏痰，胸脘痞闷，面部暗红，唇暗，头晕目眩，或伴痰鸣。舌质暗或有瘀斑瘀点，舌苔腻，脉沉无力或促、涩、结代。

【注意事项】在接受治疗期间避免食用刺激性食物，禁烟、酒，保持心情舒畅。

【出处】《中西医结合心脑血管病杂志》2014，（09）：1145.

处方 141

桂枝 15g，细辛 6g，白芥子 4g，红花 10g，红参 10g，泽泻 10g，鹿茸 6g。

【用法】取穴：膻中、虚里、内关（双侧）、心俞（双侧）、厥阴俞（双侧）、肾俞（双侧）。上药共研细末，姜汁调匀，取适量涂匀于一次性穴位贴，隔日贴敷 1 次，每次每穴贴敷 6 小时。

【适应证】心血瘀阻型心力衰竭。症见心悸气短，胸胁作痛，颈部青筋暴露，胁下痞块，下肢浮肿，面色晦暗，唇甲青紫。舌质紫暗或有瘀点、瘀斑，脉涩或结代。

【注意事项】在接受治疗期间避免食用刺激性食物，禁烟、酒，保持心情舒畅。

【出处】《河北中医》2014，36（10）：1517.

处方 142

人参 3g，制附子 3g，川芎 3g，茯苓 6g。

【用法】按比例（1：1：1：2）取人参、制附子、川芎、茯苓，将各中药研磨成粉并混匀以备用。贴敷方法：用 75% 乙醇消毒患者所取穴及周围皮肤，以每穴 3~5g 的剂量取制备药物，每患者使用 5% 的冰片稀释溶液 10~15ml 加入制备药物中，视情况加用适量净水将药物调成糊状，摊于无菌敷贴内侧面，并将敷贴覆盖于心俞（双侧）、膻中、内关（双侧），隔日 1 次，每次贴敷 6 小时后去除，12 周为 1 个疗程。

【适应证】心肾阳虚型慢性心力衰竭。症见心悸，短气乏力，动则气喘，身寒肢冷，尿少浮肿，腹胀便溏，面色灰青。舌淡胖或有齿印，脉沉细或迟。

【注意事项】在接受治疗期间避免食用刺激性食物，禁烟、酒，保持心情舒畅。

【出处】《中医临床研究》2015，7（15）：10-11.

处方 143

川芎 15g，生白芥子 6g，降香 6g，石菖蒲 15g，全蝎 6g，麝香 0.1g，冰片 0.1g，三七粉 3g。

【用法】上药研为细末，混匀，加蜂蜜调成膏状。药物现配现用，以免药物变质。穴位选取：膻中、厥阴俞（双侧）、心俞（双侧）、肺俞（双侧）、内关（双侧）、三阴交等。贴敷方法：每穴取药 2~3g，每天 1 次，每次 30~40 分钟。

【适应证】痰瘀痹阻型慢性心力衰竭。症见神疲乏力，心悸气急，咳嗽气喘，不能平卧，咯白痰或黄黏痰，胸脘痞闷，面部暗红，唇暗，头晕目眩，或伴痰鸣。舌质暗或有瘀斑瘀点，舌苔腻，脉沉无力或促、涩、结代。

【注意事项】有严重皮肤疾病、过敏体质者忌用。

【出处】《湖南中医杂志》2015，31（04）：125-127.

处方 144

人参、丹参、黄芪、附子、红花、葶苈子、商陆各 50g。

【用法】上药研粉制药贴后贴在膻中、神阙穴，每天换药 1 次，持续 4 周。

【适应证】气虚血瘀型心力衰竭。症见胸闷气短，神疲乏力，活动后诱发或加剧，自汗，面色㿠白，口唇发绀，或胸部闷痛，或肢体肿胀，喘息不得卧，舌质暗或有瘀斑、瘀点，舌苔腻，脉沉无力或促、涩、结代。

【注意事项】在接受治疗期间避免食用刺激性食物，禁烟、酒，保持心情舒畅。

【出处】《中药穴位敷贴辅助治疗慢性收缩性心力衰竭的疗效观察》黄健，2012 年。

处方 145

商陆 50g，附子 50g。

【用法】将两种药物研成细末，混匀，每次取药末 5~10g，加葱白 1 茎，捣成膏，再加凉开水适量，调成糊状，敷在神阙穴上，覆盖纱布，胶布固定，1 天换药 1 次，2 周为 1 个疗程。

【适应证】心肾阳虚型慢性心力衰竭。症见心悸气喘，畏寒肢冷，腰酸膝冷，肢体浮肿，水肿以下肢为甚，尿少，面色苍白或青紫，唇暗，颈部及舌下青筋显露，腹胀便溏。舌淡暗、紫暗，舌胖大，有齿痕，苔白滑，脉弦细数无力或促、涩、结代、散。

【注意事项】在接受治疗期间避免食用刺激性食物，禁烟、酒，保持心情舒畅。

【出处】《天津中医药》2005，22（02）：116.

处方 146

川乌 6g，草乌 6g，人工麝香 0.5g，冰片 2g，降香 6g，沉香 3g，檀香 9g。

【用法】以上药物共研为粉末，以蜂蜜调和，置于两层纱布之间，制成膏贴状。用时将其置于患者内关、心俞穴处，TDP 治疗仪加热，每日 1 次，时间为 30 分钟。

【适应证】心肾阳虚型慢性心力衰竭。症见心悸，短气乏力，动则气喘，身寒肢冷，尿少浮肿，腹胀便溏，面色灰青。舌淡胖或有齿印，脉沉细或迟。

【注意事项】在接受治疗期间避免食用刺激性食物，禁烟、酒，保持心情舒畅。

【出处】《中医杂志》2012，53（10）：874-876.

处方 147

白芥子 360g，延胡索 360g，甘遂 120g，细辛 240g，肉桂 240g，红花 240g，黄芪 360g。

【用法】以上诸药共研成粉，过 120 目筛。另备好鲜生姜汁。于夏季头、中、末三伏期间，每次取药末 3g，用生姜汁调成膏状，捏成饼状，置于特制胶布中央，贴敷在肺俞、心俞、脾俞、肾俞、足三里、天枢、定喘、内关等穴位上固定好，每次维持 3~6 小时，每 10 天贴 1 次。

【适应证】阳气虚型慢性心力衰竭。症见心悸胸闷，气喘，乏力，畏寒，活动后加重，神疲，易汗出，咳嗽，咳白色稀痰。舌质淡暗或边有齿痕，脉沉细或细数。

【注意事项】贴敷期间贴药处避免挤压，一般3~6小时后可将药物自行除去，切忌贴药时间过长，如贴药后局部灼热难受，可提前除去。贴药当日禁食生冷、寒凉、辛辣之物，忌食海鲜、鹅、鸭等，用温水洗澡，忌入冰室。

【出处】《中医研究》2015，28（08）：48–52.

处方 148

冰片 0.1g，川芎 15g，降香 6g，三七粉 3g，生白芥子 9g，石菖蒲 15g。

【用法】取上药研磨成粉，加入蜂蜜调制均匀，成品为膏状，选膻中、厥阴俞、心俞、肺俞、内关以及三阴交贴敷，每穴 2~3g，1 次/天，贴敷时间为 30~40 分钟。

【适应证】痰瘀痹阻型慢性心力衰竭。症见神疲乏力，心悸气急，咳嗽气喘，不能平卧，咯白痰或黄黏痰，胸脘痞闷，面部暗红，唇暗，头晕目眩，或伴痰鸣。舌质暗或有瘀斑、瘀点，舌苔腻，脉沉无力或促、涩、结代。

【注意事项】在接受治疗期间避免食用刺激性食物，禁烟、酒，保持心情舒畅。

【出处】《光明中医》2016，31（16）：2411–2412.

处方 149

五倍子粉 6g。

【用法】五倍子粉 6g，食醋调和成糊状，平均分为 4 份，制成直径约 1cm、厚度约 0.5cm 扁球状，置于 4cm×5cm 的无菌贴敷胶布中，贴敷于阴交穴、水分穴、天枢穴，轻轻按压，使其与穴位处皮肤充分接触即可。每 24 小时更换，7 天为 1 个疗程。

【适应证】慢性心力衰竭合并多汗证。症见汗出，恶风，稍劳尤甚，或为半身、局部出汗，体倦乏力，少气懒言，易于感冒，舌淡红，苔薄白，脉沉细。

【注意事项】在接受治疗期间避免食用刺激性食物，禁烟、酒，保持心

情舒畅。

【出处】《实用老年医学》2016，30（11）：963-964.

（二）中药封包疗法

处方 150

大黄 20g，白术 50g，槟榔 20g，吴茱萸 30g，当归 20g，黄芪 50g，莱菔子 100g，厚朴 200g。

【用法】取上述药物装入专用药钵内，同时加入粗盐 250g 混合均匀，将其放入微波炉中，用中火加热 3~5 分钟，温度达 60~70℃，取出药物，装入专用布袋内（20cm×15cm），绑紧袋口，抖动布袋混匀药物，操作者以手前臂内侧测试袋温，以不烫为宜。患者取平卧体位，选择封包经络及穴位，在患者腹部经络及中脘穴、天枢穴、大横穴、气海穴位做顺时针熨敷，当温度降到 43℃以下或患者可以耐受热敷的温度时，把治疗布包敷在神阙穴至温度转凉。每次封包熨敷时间为 15~20 分钟，每日 2 次，7 天为 1 个疗程，共治疗 2 个疗程。

【适应证】心气不足兼胃肠气滞型慢性心力衰竭。症见心悸胸闷，乏力，胸胁作痛，胁下痞块，形寒肢冷，神疲，咳喘，面色苍白或晦暗，唇甲青紫，咳嗽，咯白痰，尿少，浮肿。

【注意事项】药包温度不宜过高。

【出处】《中华中医药学刊》2018，36（03）：729-731.

处方 151

茯苓皮 10g，白术 10g，桂枝 10g，淡附片 10g，红参 10g，黄芪 10g，淫羊藿 10g，香加皮 10g，益母草 10g，葶苈子 10g，水蛭 3g，大枣 10g，细辛 5g，干姜 10g。

【用法】上药加入中医定向透药包中，外敷心前区，低温治疗 40 分钟，每日 2 次。

【适应证】气阳两虚型慢性心力衰竭。症见心悸气喘，畏寒肢冷，腰酸膝冷，肢体浮肿，水肿以下肢为甚，尿少，面色苍白或青紫，唇暗，颈部及舌下青筋显露，腹胀便溏。舌淡暗、紫暗，舌胖大，有齿痕，苔白滑，脉弦细数无力或促、涩、结代、散。

【注意事项】在接受治疗期间避免食用刺激性食物，禁烟、酒，保持心情舒畅。

【出处】《中医临床研究》2019，11（16）：82-84.

（三）中药浴足疗法

处方 152

桂枝 15g，附子 9g，鸡血藤 30g，红花 15g，丹参 15g，赤芍 15g，茯苓 15g。

【用法】上药共煎煮 60 分钟，煎成 2000ml，药液置入电动足浴盆，冷却至 38℃维持，将双脚放入药液中浸泡 30 分钟，每日 1 次。

【适应证】阳虚血瘀型慢性心衰。症见心悸，气短，乏力，动则尤甚，身寒肢冷，颈部青筋暴露，下肢浮肿，面色晦暗，腹胀便溏，唇甲青紫。舌淡胖或有齿印，舌质紫暗或有瘀点、瘀斑，脉沉细或涩。

【注意事项】在接受治疗期间避免食用刺激性食物，禁烟、酒，保持心情舒畅。

【出处】《中国中医基础医学杂志》2014，（09）：1313-1314.

处方 153

制附子 15g，茯苓 15g，赤芍 15g，白术 12g，生姜 12g，川芎 15g，酒地黄 15g，全当归 10g，丹参 30g，鸡血藤 30g，地龙 10g，红花 10g。

【用法】上药共煎煮 60 分钟，煎成 2000ml，药液置入电动足浴盆，冷却至 38℃维持，将双脚放入药液中浸泡 30 分钟后，用干毛巾擦干，每日 2 次，共治疗 4 周。

【适应证】阳虚血瘀型慢性心力衰竭。症见心悸，气短，乏力，动则尤甚，身寒肢冷，颈部青筋暴露，下肢浮肿，面色晦暗，腹胀便溏，唇甲青紫。舌淡胖或有齿印，舌质紫暗或有瘀点、瘀斑，脉沉细或涩。

【注意事项】在接受治疗期间避免食用刺激性食物，禁烟、酒，保持心情舒畅。

【出处】《广州医药》2015，46（01）：71-73.

处方 154

牛膝 15g，透骨草 30g，红花 15g，乳香 10g，没药 10g，川芎 15g，鸡血藤 30g，防风 10g，独活 10g，伸筋草 30g，冰片 1g。

【用法】前 10 味中药，加水煎煮 2 次，每次 2 小时，加 8 倍量水，合并滤液并浓缩，加入冰片，溶解均匀，经过静置、过滤、灌装、灭菌后即得。浴足，每日 2 次。

【适应证】瘀血闭阻型慢性心力衰竭。症见心悸，气短，乏力，动则尤甚，颈部青筋暴露，下肢浮肿，面色晦暗，唇甲青紫。舌质紫暗或有瘀点、瘀斑，脉沉细或涩。

【注意事项】在接受治疗期间避免食用刺激性食物，禁烟、酒，保持心情舒畅。

【出处】《光明中医》2016，31（09）：1254–1255.

处方 155

红景天 15g，红花 15g，金银花 15g，当归 15g，玄参 15g，生甘草 6g。

【用法】先取适量药液于电动足浴盆，温度维持在 38~40℃，水深以刚覆盖踝关节以上 5cm 为宜，将双脚在药液中浸泡 30 分钟后，用干毛巾擦净。每日 2 次。

【适应证】瘀血闭阻型慢性心力衰竭。症见心悸，气短，乏力，动则尤甚，颈部青筋暴露，下肢浮肿，面色晦暗，唇甲青紫。舌质紫暗或有瘀点、瘀斑，脉沉细或涩。

【注意事项】在接受治疗期间避免食用刺激性食物，禁烟、酒，保持心情舒畅。

【出处】《新疆中医药》2012，30（02）：23–26.

处方 156

黄芪 15g，丹参 15g，干姜 10g，苏木 10g，红花 10g。

【用法】将浴足药包加入开水中浸泡，待水温适宜时将双足浸入药液中，浴足过程中不断加入热水保持药液温度，浴足时间为 20~30 分钟。每日 1 次。

【适应证】气虚血瘀型慢性心力衰竭。症见心悸气短，胸胁作痛，颈部青筋暴露，胁下痞块，下肢浮肿，面色晦暗，唇甲青紫。舌质紫暗或有瘀点、瘀斑，脉涩或结代。

【注意事项】在接受治疗期间避免食用刺激性食物，禁烟、酒，保持心情舒畅。

【出处】《中医药临床杂志》2018，30（05）：958-961.

处方 157

川牛膝 15g，夏枯草 15g，黄芪 30g，丹参 30g。

【用法】上药水煎制成 250ml 浓缩药液，真空塑封，冷却后备用。患者每晚临睡前进行中药足浴泡脚，药液要浸没足踝，指导患者双足来回搓动，直至下肢及背部微有汗出，泡洗双足 20~30 分钟，足浴桶为松木足浴盆，可以持续维持水温在适宜的范围内。

【适应证】慢性心力衰竭合并失眠属气虚血瘀证者。症见心悸气短，胸胁作痛，颈部青筋暴露，胁下痞块，下肢浮肿，面色晦暗，唇甲青紫。舌质紫暗或有瘀点、瘀斑，脉涩或结代。

【注意事项】在接受治疗期间避免食用刺激性食物，禁烟、酒，保持心情舒畅。

【出处】《实用临床医药杂志》2017，21（14）：147-149.

处方 158

制附子、茯苓、赤芍、川芎、酒地黄各 15g，白术、生姜各 12g，丹参、鸡血藤各 30g，地龙、全当归、红花各 10g。

【用法】上药煎煮后取药液 500ml，兑入热水（或温水）共 2000ml。置于足浴盆内，水温维持在 38~40℃，水深以没过踝关节以上 5cm 为宜，将双脚浸泡在药液当中 30 分钟后，用干毛巾擦净，每天 1 次。

【适应证】阳虚血瘀型慢性心力衰竭。症见心悸，气短，乏力，动则尤甚，身寒肢冷，颈部青筋暴露，下肢浮肿，面色晦暗，腹胀便溏，唇甲青紫。舌淡胖或有齿印，舌质紫暗或有瘀点、瘀斑，脉沉细或涩。

【注意事项】在接受治疗期间避免食用刺激性食物，禁烟、酒，保持心情舒畅。

【出处】《慢性病学杂志》2019, 20（06）: 916-918.

（四）穴位注射疗法

处方 159

黄芪注射液。

【用法】将黄芪注射液 2ml 注射到双侧足三里穴, 每天 1 次, 2 周为 1 个疗程。

【适应证】心气虚型慢性心力衰竭。症见神疲乏力, 气短, 动则加剧, 心悸气急, 咳嗽气喘, 不能平卧。舌淡, 舌体胖大, 有齿痕, 苔白滑, 脉弦细数无力或促、涩、结代、散。

【注意事项】在接受治疗期间避免食用刺激性食物, 禁烟、酒, 保持心情舒畅。

【出处】《实用中西医结合临床》2014, 14（04）: 5-6.

处方 160

参附注射液。

【用法】采用 2ml 射器抽取参附注射液 1ml, 取内关穴, 常规消毒后, 垂直快速刺入穴内 0.5~1.0cm, 以得气为宜, 抽无回血后将药液注入。注射后用无菌干棉球轻轻按摩 2~3 分钟, 以增强穴位刺激, 促进局部血液循环, 疏通经络。两侧内关穴交替注射, 每天 1 次。治疗 1 个月。

【适应证】心阳虚型慢性心力衰竭。症见心悸气喘, 畏寒肢冷, 腰酸膝冷, 肢体浮肿, 水肿以下肢为甚, 尿少, 面色苍白或青紫, 唇暗, 颈部及舌下青筋显露, 腹胀便溏。舌淡暗、紫暗, 舌胖大, 有齿痕, 苔白滑, 脉弦细数无力或促、涩、结代、散。

【注意事项】在接受治疗期间避免食用刺激性食物, 禁烟、酒, 保持心情舒畅。

【出处】《人民军医》2013, 56（10）: 1192-1193.

二、非药物外治法

（一）艾灸疗法

处方 161

神阙，足三里。

【操作】以悬灸方法，点燃艾条，距离皮肤 2~3cm 处对准神阙、足三里穴进行熏灸，让患者感到舒适无灼痛感，以皮肤潮红为度。每次 15 分钟，每日 2 次。疗程为 4 周。

【适应证】心阳虚型老年冠心病伴慢性心力衰竭。症见心悸气喘，畏寒肢冷，腰酸膝冷，肢体浮肿，水肿以下肢为甚，尿少，面色苍白或青紫，唇暗，颈部及舌下青筋显露，腹胀便溏。舌淡暗、紫暗，舌胖大，有齿痕，苔白滑，脉弦细数无力或促、涩、结代、散。

【注意事项】在接受治疗期间避免食用刺激性食物，禁烟、酒，保持心情舒畅。

【出处】《中国中医药现代远程教育》2013，11（19）：86.

处方 162

肺俞（双侧），心俞（双侧）。

【操作】采用艾条温和灸，每穴灸治 20 分钟，每日 1 次。

【适应证】心阳虚型慢性心力衰竭。症见心悸气喘，畏寒肢冷，腰酸膝冷，肢体浮肿，水肿以下肢为甚，尿少，面色苍白或青紫，唇暗，颈部及舌下青筋显露，腹胀便溏。舌淡暗、紫暗，舌胖大，有齿痕，苔白滑，脉弦细数无力或促、涩、结代、散。

【注意事项】在接受治疗期间避免食用刺激性食物，禁烟、酒，保持心情舒畅。

【出处】《上海针灸杂志》2012，31（02）：91-93.

处方 163

阴交，水分，天枢。

【操作】每穴艾灸 3 分钟，1 次/天。操作时取合适体位，准确选穴，注意保暖；艾条距皮肤约 3cm，灸时先上后下，并随时询问及观察患者有无灼热、疼痛感，保证局部温热舒适而不灼烫，一般以施灸部位出现红晕为度。

【适应证】慢性心力衰竭合并多汗证。症见易汗出、恶风，稍劳尤甚，或表现半身、局部出汗，体倦乏力，少气懒言，易于感冒，舌淡红，苔薄白，脉沉细。

【注意事项】在接受治疗期间避免食用刺激性食物，禁烟、酒，保持心情舒畅。

【出处】《实用老年医学》2016，30（11）：963–964.

处方 164

心俞，脾俞，肾俞，三阴交，水分，水道，气海，足三里。

【操作】患者取舒适体位，选用新鲜的老姜，沿姜纤维纵向切片，厚度为 2~3mm，使用三棱针在姜片上刺出数孔，选取上述穴位，将大或中等艾炷放置于其上点燃，每次隔姜灸时间为 15~20 分钟，2 次 / 天，疗程按年龄计算：1 壮艾炷 / 岁。当患者贴姜片处有明显的灼痛时，略微提起姜片，或更换艾炷，艾灸程度以皮肤潮红而不起疱为度。

【适应证】阳虚水泛型利尿剂抵抗心力衰竭。症见心悸气喘或不得卧，咯吐泡沫痰，面浮肢肿，畏寒肢冷，烦躁汗出，颜面灰白，口唇青紫，尿少，腹胀或伴胸水、腹水。舌暗淡或暗红，苔白滑，脉细促或结代。

【注意事项】在接受治疗期间避免食用刺激性食物，禁烟、酒，保持心情舒畅。

【出处】《实用临床护理学电子杂志》2016，1（06）：41，43.

处方 165

膻中，内关（双侧），心俞（双侧），气海，三阴交。

【操作】采用雷火灸。

【适应证】心阳虚型慢性心力衰竭。症见心悸气喘或不得卧，咯吐泡沫痰，面浮肢肿，畏寒肢冷，烦躁汗出，颜面灰白，口唇青紫，尿少腹胀或伴胸水、腹水。舌暗淡或暗红，苔白滑，脉细促或结代。

【注意事项】在接受治疗期间避免食用刺激性食物，禁烟、酒，保持心情舒畅。

【出处】《中国中医药现代远程教育》2016，14（21）：41，43.

处方 166

心俞（双侧），肺俞（双侧），百会，膻中。

【操作】用清艾条施以温和灸，每穴灸 15 分钟，每日 1 次，共灸治 15 天。

【适应证】慢性心力衰竭合并抑郁属心肺两虚型者。症见心悸，气短，疲乏，动则加剧，自汗，食少纳呆，腹胀腹泻，唇暗。舌质紫暗，少苔，脉细数无力或兼涩、结代。

【注意事项】操作前要检查皮肤情况，排除红疹、破溃等异常情况；严格定位，否则无效；采用清艾条灸时，应及时将艾灰弹入弯盘，防止艾灰脱落灼伤皮肤或烧毁衣物；施艾后局部皮肤出现小水疱时，无须处理，可自行吸收，如水疱较大时，可用无菌注射器抽去水疱内液体，覆盖无菌纱布，保持干燥，防止感染。

【出处】《中医外治杂志》2019，28（01）：55-57.

处方 167

中脘、内关、足三里、合谷等。

【操作】患者仰卧取穴，中脘每日 1 次，内关、足三里、合谷等穴隔日左右交替艾灸。取穴后连接艾灸仪，采用艾灸仪专用隔热垫进行艾灸，温度控制在 45~50℃，以患者能耐受为度，每次 30 分钟，在施灸过程中观察患者反应。

【适应证】慢性心力衰竭合并胃肠道症状。症见心衰合并腹胀、食欲减退、恶心呕吐中的一种或多种表现。

【注意事项】艾灸结束后观察患者皮肤有无损伤，告知患者灸后半小时内不要用冷水洗手或洗澡，灸后多饮温水，每天 1 次。

【出处】《福建中医药》2018，49（02）：81-82.

处方 168

神阙。

【操作】将艾条的一端点燃，选取神阙穴，间距约 5cm，实施熏灸，以患者神阙穴局部皮肤稍红为宜，观察临床表现。每次灸 10~15 分钟，每日晨起为患者实施 1 次艾灸，16：00 实施 1 次艾灸。

【适应证】心力衰竭见阳虚型便秘。症见心悸气喘或不得卧，咯吐泡沫痰，面浮肢肿，畏寒肢冷，烦躁汗出，颜面灰白，口唇青紫，尿少腹胀，或伴胸水、腹水，大便干结。舌暗淡或暗红，苔白滑，脉细促或结代。

【注意事项】以穴位皮肤出现红晕、无灼痛而有温热感为最佳。

【出处】《中国社区师》2019，35（16）：77，80.

处方 169

足三里（双侧），关元（双侧）。

【操作】使用艾灸仪，行温和灸，每日 1 次，每次每穴 20 分钟。

【适应证】气虚血瘀型心力衰竭。症见心悸气短，胸胁作痛，颈部青筋暴露，胁下痞块，下肢浮肿，面色晦暗，唇甲青紫。舌质紫暗或有瘀点、瘀斑，脉涩或结代。

【注意事项】以穴位皮肤出现红晕，无灼痛而有温热感为最佳。

【出处】《中国医药指南》2018，16（10）：181-182.

处方 170

心俞—至阳所形成的区域及膻中穴附近区域。

【操作】采用热敏艾灸疗法。在上述区域探查热敏点，确定热敏点后行雀啄灸以增强灸量，激发经气、经络中经气的传导，待热敏灸感充分显现后，以患者皮肤不烫为前提，在距离施灸点上下约 3cm 处施以温和灸，使之出现持续的感传。经常询问患者感受，如是否仍然有热敏现象，或是只是单纯的皮肤烫，并根据患者描述调整艾灸的角度、方向、高矮等。根据患者个体差异施以不同的灸量，每次的治疗量要尽量达到饱和，均以所有灸感都消失为度，一般都在 45 分钟左右。1 次/天，8 周为 1 个疗程。

【适应证】慢性心力衰竭。症见心悸，气短乏力，喘不得卧，畏寒肢冷，颈部青筋暴露，下肢浮肿，面色晦暗，唇青紫，尿少，腹胀。舌质紫暗，舌体有瘀点或瘀斑，边有齿痕，苔淡白或白滑，脉沉涩或结代。

【注意事项】在接受治疗期间避免食用刺激性食物，禁烟、酒，保持心情舒畅。

【出处】《中医药通报》2016，15（04）：37-39.

（二）耳穴压豆疗法

处方 171

耳穴：心，肾，肺，交感，神门。

【操作】选取 3~4 个耳穴，用探棒找到压痛点，或用观察法查看阳性反应点，用安尔碘消毒穴位，将磁珠贴于 0.6cm×0.6cm 的小块医用胶布中央，然后由上而下、由内而外依次置于穴位上，使患者有酸胀等得气感，用拇指、食指由上而下、由内而外依次按压穴位，每日 3~5 次，每穴每次 1~3 分钟，每 2~7 天更换 1 次（春、夏季 2~4 天，秋、冬季 7 天），两耳交替。如有掉落，及时重新贴压。观察局部皮肤情况，如有胶布过敏改用不易过敏的 3M 胶布或真丝胶布。压耳穴的材料也可选用王不留行籽、绿豆。

【适应证】轻、中度心力衰竭。症见呼吸困难，乏力，水肿，心慌，发绀。

【注意事项】习惯性流产者，外耳患有溃疡、湿疹、冻疮破溃时，暂不宜用耳穴疗法。

【出处】《河北中医》2014，36（06）：924-925.

处方 172

心俞，肺俞，肝俞，神门，交感。

【操作】操作者用探棒由上而下仔细在取穴的区域内寻找敏感点，采用压痛法，即压迫后以患者述局部酸麻胀为判断标准，选好穴位后用探棒在局部做好标记，然后耳廓用 75% 乙醇棉签由上到下、由内到外常规消毒，用左手固定耳廓，右手持镊子夹取粘有王不留行籽的胶布，对准所取穴位标记点贴压，并用拇指和食指尖相对置于贴有王不留行籽的耳廓正面和背面，一压一松地垂直按压耳廓上的王不留行籽，以感到酸麻胀而略感灼痛为度，每天按压 2~3 次，每次 1~2 分钟，每 3 天 1 换，双耳交替贴压，15 天为 1 个疗程。

【适应证】慢性心力衰竭合并抑郁属心神失养型者。

【注意事项】在操作前对耳廓的皮肤进行全面检查，如果有破溃、溃疡、湿疹和冻疮时不宜采用；严格定位，否则无效；严格消毒，防止感染；按压力度不宜过重，以免损伤皮肤；贴压耳穴期间应注意防水，以免脱落；局部皮肤出现瘙痒、疼痛、过敏和感染时应停止使用。

【出处】《中医外治杂志》2019，（01）：55-57.

处方 173

耳穴：心，肺，脾，肾，小肠，三焦，内分泌。

【操作】用王不留行籽贴压于耳穴上，每次选穴 3~5 个，按压 1~2 分钟，每天按压 3~4 次，每 3~5 天更换药籽及穴位，疗程为 24 周。

【适应证】阳虚水停型慢性心力衰竭。症见心悸气喘或不得卧，咯吐泡沫痰，面浮肢肿，畏寒肢冷，烦躁汗出，颜面灰白，口唇青紫，尿少腹胀，或伴胸水、腹水。舌暗淡或暗红，苔白滑，脉细促或结代。

【注意事项】在接受治疗期间避免食用刺激性食物，禁烟、酒，保持心情舒畅。

【出处】《中国误诊学杂志》2011，11（14）3425.

处方 174

耳穴：心，肝，肾，神门，大肠，内分泌，便秘点。

【操作】将粘有王不留行籽的耳贴贴于上述耳穴上，每天按压 4 次，每次 1~2 分钟。

【适应证】慢性心力衰竭合并便秘属气虚型者。症见神疲乏力，气短，动则加剧，心悸怔忡，大便困难，便质不硬。舌质淡，苔白或腻，脉沉无力或兼促、涩、结代。

【注意事项】在接受治疗期间避免食用刺激性食物，禁烟、酒，保持心情舒畅。

【出处】《中国医学创新》2019，16（16）：157-160.

处方 175

耳穴：神门，皮质下，心，肾，内分泌。

【操作】让患者取平卧位，耳廓用 75% 乙醇消毒，用探针找出敏感点，将磁珠贴在耳穴上，每次选单侧耳穴，两耳交替进行，对准敏感点按压，手法轻柔。每天用手按压磁珠 3 次，持续 5 分钟，睡前再行按压 1 次，力度应逐渐加重，以患者能耐受为宜。连续干预 2 周。

【适应证】慢性心力衰竭睡眠障碍属心神失养型者。

【注意事项】在接受治疗期间避免食用刺激性食物，禁烟、酒，保持心情舒畅。

【出处】《世界最新医学信息文摘》2018，18（45）：130-131.

处方 176

依据证型选择心、肺、脾、肾、交感、神门，配穴为肝、心脏点、胸。

【操作】将王不留行籽贴压于耳穴上，每次取 3 个主穴和 2 个配穴，4 天更换一组穴位。先用 75% 乙醇消毒，再用探棒寻找反应点，将装有药物的 5mm×5mm 小方块耳贴贴在穴位上，稍加用力按压，由轻到重，每次 5~6 分钟，使患者感到胀、麻或者发热即为"得气"。

【适应证】气虚血瘀型心力衰竭。症见心悸气短，胸胁作痛，颈部青筋暴露，胁下痞块，下肢浮肿，面色晦暗，唇甲青紫。舌质紫暗或有瘀点、瘀斑，脉涩或结代。

【注意事项】伴有严重的心包疾病、急性心梗、严重房室传导阻滞、糖尿病足溃烂、严重肝肾功能损害、下肢皮肤感染、严重的精神疾病等患者禁用。

【出处】《中医外治杂志》2018，27（02）：10-11.

处方 177

实秘取一侧耳廓的大肠、直肠、便秘点、三焦、肺、肝 6 个穴位。虚秘取大肠、直肠、便秘点、皮质下、脾、肾 6 个穴位。

【操作】先用 75% 乙醇棉签消毒耳廓皮肤，接着使用耳穴探棒进行定穴，耳穴定位以《GB/T13734-2008 耳穴名称与定位》为依据，再使用血管钳将粘有王不留行籽的小胶布（大小约为 0.5cm×0.5cm）贴于选定的耳穴上，用食指指腹将已贴好的王不留行籽贴轻轻压实，再用食指与拇指循耳内、耳廓自上而下按压。每日按压 5 次（早晨起床后、三餐后、临睡前），每次每穴按压 1~2 分钟，手法由轻到重，按压强度视患者病情而定，虚秘用轻刺激法，实秘用强刺激法，力度以患者出现酸、麻、胀、痛或循经络放射传导（即"得气"感）为宜。

【适应证】慢性心力衰竭合并便秘属气虚型者。症见神疲乏力，气短，动则加剧，心悸怔忡，大便困难，便质不硬。舌质淡，苔白或腻，脉沉无力或兼促、涩、结代。

【注意事项】3 天后更换至对侧耳穴，有潮湿脱落随时更换，双耳交替，注意按压时不可采用搓捻的方法，以免损伤穴区皮肤，造成感染。

【出处】《中西医结合护理（中英文）》2019，5（10）：71-73.

处方 178

耳穴：心，脾，肾，内分泌，三焦。

【操作】用酒精棉球进行消毒，待酒精蒸发后，将粘有王不留行籽的胶布粘于耳穴处，按压耳穴，使之产生酸、麻、胀、痛感，每天 1 次，左右耳交替。1 周为 1 个疗程。

【适应证】心力衰竭合并高尿酸血症属心脾两虚型者。症见心悸，气短，疲乏，动则加剧，自汗，食少纳呆，腹胀腹泻，唇暗。舌质紫暗，少苔，脉细数无力或兼涩、结代。

【注意事项】在接受治疗期间避免食用刺激性食物，禁烟、酒，保持心情舒畅。

【出处】《中医临床研究》2019，11（20）：34-36.

处方 179

主穴：心，肾，交感，皮质下。配穴：神门。

【操作】常规消毒局部耳廓皮肤，用镊子夹住粘有王不留行籽的医用胶布，对准上述耳穴粘贴。耳穴刺激方法：由患者或家属用食指、拇指相对按压耳穴，垂直均匀用力，以耳穴有压痛感为宜。每次每穴按压 30~60 秒，依次循环刺激每个穴位，每日按压刺激 3~5 次，双耳交替进行。3 天更换 1 次王不留行籽及胶布，14 天为 1 个疗程。

【适应证】慢性心力衰竭合并焦虑抑郁属心神失养型者。

【注意事项】在接受治疗期间避免食用刺激性食物，禁烟、酒，保持心情舒畅。

【出处】《现代中医临床》2017，24（01）：39-40，44.

（三）针刺疗法

处方 180

心俞，厥阴俞，膻中，内关，足三里，神门。

【操作】心俞、厥阴俞、膻中、内关、足三里、神门用补法，得气后留针30分钟，每隔10分钟行针1次，15~20次为1个疗程，每疗程间隔5~7天。

【适应证】气阴两虚型慢性心力衰竭。症见心悸，气短，疲乏，自汗或盗汗，头晕心烦，口干，面颧暗红，唇暗。舌质淡，少苔，脉细数无力或兼涩、结代。

【注意事项】在接受治疗期间避免食用刺激性食物，禁烟、酒，保持心情舒畅。

【出处】《湖北中医杂志》2016，38（03）：63-64.

处方 181

双侧内关、心俞、肾俞、定喘、足三里。

【操作】穴位皮肤常规消毒后，将1~1.5cm长已消毒0号羊肠线装入9号一次性无菌埋线针，垂直刺入穴内1~2cm，待患者有得气感后，推进针芯，退出针头，将羊肠线埋入，针孔局部用消毒干棉球按压或直接用创可贴贴敷，21天1次，连续治疗3次。

【适应证】心肾阳虚型慢性心力衰竭。症见心悸气喘，畏寒肢冷，腰酸膝冷，肢体浮肿，水肿以下肢为甚，尿少，面色苍白或青紫，唇暗，颈部及舌下青筋显露，腹胀便溏。舌淡暗、紫暗，舌胖大，有齿痕，苔白滑，脉弦细数无力或促、涩、结代、散。

【注意事项】嘱患者术后3天内不洗澡。

【出处】《江苏中医药》2010，2（01）：55-56.

处方 182

双侧内关、心俞、肝俞、肾俞。

【操作】针刺法，选取双侧内关、心俞、肝俞、肾俞，使用华佗牌0.30mm×40mm毫针，内关、肾俞直刺30mm，心俞、肝俞向脊柱方向斜刺2mm，均施以小幅度、高频率捻转补法，得气后留针30分钟。

【适应证】心肾阳虚型慢性心力衰竭。症见心悸气喘，畏寒肢冷，腰酸膝冷，肢体浮肿，水肿以下肢为甚，尿少，面色苍白或青紫，唇暗，颈部及舌下青筋显露，腹胀便溏。舌淡暗、紫暗，舌胖大，有齿痕，苔白滑，脉弦细数无力或促、涩、结代、散。

【注意事项】在接受治疗期间避免食用刺激性食物，禁烟、酒，保持心情舒畅。

【出处】《亚太传统医药》2016，12（23）：106–107.

处方 183

双侧内关、神门，膻中。阴虚型加三阴交或太溪；阳虚型加关元或大椎；气虚型加气海或足三里；痰阻型加丰隆；血瘀型加膈俞或血海。

【操作】每日早上 9：00 —11：00 进行针刺，患者取仰卧位，采用 0.30mm×40mm 一次性无菌针灸针快速进针，行平补平泻法 30 秒，留针 20 分钟，留针期间行针 2 次，每次行针 30 秒。每日治疗 1 次，连续治疗 5 天。

【适应证】心脾阳虚型慢性心力衰竭。症见心悸气喘，畏寒肢冷，面色苍白或青紫，唇暗，颈部及舌下青筋显露，腹胀便溏。舌淡暗、紫暗，舌胖大，有齿痕，苔白滑，脉弦细数无力或促、涩、结代。

【注意事项】在接受治疗期间避免食用刺激性食物，禁烟、酒，保持心情舒畅。

【出处】《上海针灸杂志》2012，31（07）：480–483.

处方 184

内关，间使，心俞，巨阙，神门，足三里，气海，血海，脾俞，肾俞，太溪。气促配膻中、肺俞；腹胀配中脘、支沟；尿少配肾俞、三阴交。

【操作】行虚补实泻手法。每日 1 次，每次留针 20~30 分钟，10 次为 1 个疗程。

【适应证】气血不足型慢性心力衰竭。症见心悸，气短，疲乏，自汗，头晕心烦，面色萎黄。舌质淡，少苔，脉细数无力或兼涩、结代。

【注意事项】在接受治疗期间避免食用刺激性食物，禁烟、酒，保持心情舒畅。

【出处】《中国中医急症》2013，22（07）：1200–1202.

（四）形态锻炼疗法

处方 185

陈氏太极拳。

【操作】开始时先练习一组动作，每次 5~10 分钟，运动强度以心率作为判定标准，即以静息心率增加 10%~20% 作为靶心率，每周练习 ≥ 5 次，学习完后每次练习全套 42 式太极拳，每次时间 ≥ 30 分钟。

【适应证】心气虚型慢性心力衰竭。症见神疲乏力，气短，动则加剧。舌质淡，苔白或腻，脉沉无力或兼促、涩、结代。

【注意事项】在接受治疗期间避免食用刺激性食物，禁烟、酒，保持心情舒畅。

【出处】《心血管康复医学杂志》2010，19（04）：364.

（五）按摩疗法

处方 186

合谷，太冲。

【操作】按摩合谷，太冲，平均每天不少于 30 分钟。

【适应证】心力衰竭合并抑郁属心神失养型。

【注意事项】在接受治疗期间避免食用刺激性食物，禁烟、酒，保持心情舒畅。

【出处】《中医临床研究》2011，3（19）：108–109.

处方 187

带脉，腹部经络。

【操作】予以推腹、敲带脉、腹部经络按摩、足底反射区按摩等护理，具体如下。①推腹：指导患者缓慢吸气，然后护理人员使用拇指的指腹由剑突下直线往脐下推，力度应均匀，若触及腹主动脉，立即减轻推腹的力度，每次 5 秒，共推 50 次。②敲带脉：带脉源于第 2 腰椎，所有通过腰腹部的静脉窦受到带脉的约束，敲带脉可促进结肠的蠕动。指导患者排空膀胱，并取侧卧体位，操作者轻握拳敲打右侧的带脉，共敲 100 次，每次敲的起落均应有弹性，左右两侧依次进行。③腹部经络按摩：指导患者缓慢呼吸，使腹部放松，然后使用左手掌根顺时针推揉患者的脐周，手法应缓慢，力度要适中，以使腹部肌肉下陷。沿着结肠的解剖位置由右下腹开始沿着升结肠，然后到横结肠，再到降结肠，最后到乙状结肠，顺时针按摩，每5秒按摩1圈，每天按摩50圈。④足底反射区按摩：足底凹陷区域即为大肠及小肠的反射区，按摩时使用拇指由内向外推刮，按摩时手法注意缓慢、深透，以患者感觉有酸胀感为宜。

【适应证】慢性心力衰竭合并便秘属气虚型者。

【注意事项】在接受治疗期间避免食用刺激性食物，禁烟、酒，保持心情舒畅。

【出处】《中国医药指南》2018，16（27）：170.

处方 188

百会，四神聪，风池，印堂，太阳，肩井，内关，神门，涌泉。

【操作】患者半卧于床上，肩部靠枕，全身放松，闭目，头放正，思想集中于头部。点揉百会穴约1分钟，再点揉四神聪约1分钟，拿五经约1分钟（从前额发际至后发际），揉风池穴约1分钟，推印堂至太阳穴30次，按揉太阳穴（先顺时针再逆时针）约1分钟，拿捏肩井穴约1分钟。顺双侧肩臂用拿法使其放松，顺手少阴心经、手厥阴心包经至上肢末端，点揉内关穴及神门穴各1分钟，点揉足底涌泉穴约1分钟（双下肢水肿患者忌用）。早晚按摩1次，2周为1个疗程，持续4周共2个疗程。

【适应证】心力衰竭合并失眠属心神失养型者。

【注意事项】按摩手法要轻柔，以患者感舒适为度，指尖要翘起，以指腹紧贴皮肤，指甲不能触碰头皮及皮肤。

【出处】《浙江医学教育》2013，12（04）：43-44.

（六）五行音乐疗法

处方 189

五行音乐。痰热内扰证选商调式（金）音乐；肝郁化火证选角调式（木）音乐；阴虚火旺证选羽调式（水）音乐；心胆气虚证选徵调式（火）

音乐；心脾两虚证选宫调式（土）音乐。

【操作】音乐选自《中国传统五行音乐正调式》，根据失眠病情、患者体质选择音乐，音量控制在 20~40 分贝，30 分钟 / 次，2 次 / 天。治疗 20 天。

【适应证】慢性心力衰竭失眠患者合并负性情绪属心神失养型者。

【注意事项】在接受治疗期间避免食用刺激性食物，禁烟、酒，保持心情舒畅。

【出处】《现代诊断与治疗》2019，30（20）：3523–3524.

处方 190

五行音乐。肺肾气虚型予商调式、羽调式乐曲；心脾两虚型予徵调式、宫调式乐曲；脾肾两虚型予宫调式、羽调式乐曲；肝郁气滞型予角调式乐曲。

【操作】选择《中国传统五行音乐》CD 光盘、MP3 及耳机等辅助设备。在施乐时，应保证环境清静、空气流通，音量调至 50~60 分贝，具体以患者舒适为度。聆听前向患者充分介绍所要聆听乐曲的内容，引导患者在听赏乐曲时随着音乐的节奏和旋律调整呼吸、展开联想，也可和着音乐节拍哼唱或做肢体动作，患者聆听乐曲的过程中，仔细观察、记录患者躯体、精神状况的微小反应，聆听后充分引导患者说出自己对所听乐曲的感受。每日遵循子午流注理论将徵调式阳韵曲目于午时（11：00-13：00），羽调式阳韵乐曲于酉时（17：00-19：00）分别施乐 30 分钟，共 60 分钟。4 周为 1 个疗程，共干预 2 个疗程。

【适应证】慢性心力衰竭。症见心悸不安，气短乏力，胸闷属上述证型者。

【注意事项】在接受治疗期间避免食用刺激性食物，禁烟、酒，保持心情舒畅。

【出处】《慢性病学杂志》2019，20（06）：916–918.

综合评按：慢性心力衰竭属于中医学"心悸""怔忡""喘证""痰饮""水肿"范畴。阴阳两虚、心脉瘀滞是其基本病机。病位主要在心，但与肺、肾密切相关，并可涉及肝、脾。因此治疗上不仅应重视益心气、通心阳，亦应调和诸脏，使脏腑功能协调。中医外治法包括穴位贴敷法、穴位注射、中药封包疗法、中药浴足疗法、针刺、艾灸、耳穴压豆、按摩等。穴位贴敷是以中医经络学说体系为理论依据，将药物研成粉末，用醋、蜂蜜等调成糊状或膏贴状，贴敷于体表特定穴位，活血化瘀，沟通表里，畅通血脉，利用中药对穴位的刺激达到治疗疾病的目的，多选取心俞、内关、膻中、肺俞等穴位。穴位注射疗法是直接将某种药物注入特定的穴位、压痛点或反应点而产生一定的临床效应的一种中医特色治疗方法，可起到药物和针刺的综合作用，通过刺激穴位的针刺作用和药物的药理作用，激发经络，改善机体功能及病变组织的病理状态，使人体气血畅通，发生功能障碍的病变组织或器官的生理功能恢复正常，从而达到治疗疾病的目的。穴位埋线是将羊肠线埋入穴位内，利用羊肠线对穴位的持续刺激作用以治疗疾病，主要用于慢性心衰的治疗，多选取内关、心俞、足三里等穴位。针刺疗法是中医学重要的组成部分，治疗疾病具有双向调节作用，近年来，研究者运用现代科研方法和技术对针刺治疗作用机制进行了大量而深入的研究，发现针刺对心率、心律、血压及心脑血管和心功能均有明显的调整作用。耳穴压豆通过对耳廓相关穴位的刺激，达到治疗疾病的目的，多选取心、神门、交感、心脏点、胸等耳穴。王不留行具有活血通络之功效，通过反复的耳穴刺激，可改善心绞痛患者的负性情绪，提高机体抗氧化酶的活性，抑制脂质过氧化反应，有利于患者的康复。目前，中医外治法治疗慢性心力衰竭及其并发症疗效显著。

第五节　高脂血症

高脂血症又称为脂质异常血症，是指由于各种因素导致血中脂质和脂蛋白水平的代谢或转运异常的一种疾病，常表现为总胆固醇、甘油三酯和低密度脂蛋白的升高和高密度脂蛋白的降低。

1. 临床诊断

总胆固醇（TC）≥ 5.2mmol/L（200mg/dL），甘油三酯（TG）≥ 1.7mmol/L（150mg/dL），低密度脂蛋白（LDL-C）≥ 3.4mmol/L（130mg/dL），非

HDL-C ≥ 4.1mmol/L（160mg/dL）或高密度脂蛋白（HDL-C）< 1.0mmol/L（40mg/dL），符合其中一项即可诊断为高脂血症。

2. 中医分型

（1）脾虚湿滞证：口黏，食少体倦，脘腹胀满，头昏肢麻，可见睑黄瘤，舌淡胖或有齿痕，苔白厚腻，脉濡细或滑。

（2）肾精亏虚证：年老体衰，腰膝酸软，头晕耳鸣，耳焦皱褶，舌质淡，苔白腻，脉沉滑。

（3）肝郁气滞证：烦躁易怒，胁肋胀痛，头痛目赤，抑郁不舒，舌暗红，苔薄黄，脉弦或弦数。

（4）心气亏虚证：心胸疼痛，心慌心悸，精神异常，舌淡胖，苔白厚腻，脉细滑略数。

（5）肺脾两虚证：声低气怯，鼻吸不利，咳喘胸闷，舌淡胖，苔白厚腻，脉弦滑略数。

非药物外治法

（一）艾灸疗法

处方 191

阳明经穴，阳池，风市，手三里，丰隆，承山，神阙，天枢。

【操作】嘱患者取仰卧位，施灸时将艾条的一端点燃，对准应灸的腧穴，距皮肤 3~5cm 进行熏烤，使皮肤局部有温热感而无灼痛为宜，施灸 10~15 分钟，每天 1 次。

【适应证】脾虚湿滞型高脂血症。症见口黏，食少体倦，脘腹胀满，头昏肢麻，可见睑黄瘤，舌淡胖或有齿痕，苔白厚腻，脉濡细或滑。

【注意事项】在接受治疗期间避免食用刺激性食物，禁烟、酒，保持心情舒畅。合并肝、肾和造血系统等严重原发性疾病及精神病患者、肿瘤患者、妊娠妇女、哺乳期妇女忌用。

【出处】《世界最新医学信息文摘》2018，18（A5）：157–158.

处方 192

督脉正中线，自大椎至腰俞的脊柱部位，从脊柱正中向两侧有一定宽度，包括夹脊穴、背俞穴。

【操作】嘱患者裸背俯卧于床上，常规消毒施灸部位后将生姜汁涂抹于施灸部位，再沿正中线覆盖长纱布，长纱布上铺垒姜泥。要求姜泥底宽5~7cm、高3cm、顶宽3~4cm，长为大椎穴至腰俞穴的长度，如梯形。再将搓捻如橄榄状的艾绒逐个放置于姜泥墙正中。以线香点燃艾灶的上、中、下三点，任其自燃自灭，1壮灸完后再换1壮，连续灸完3壮后取下姜泥。用湿热毛巾轻轻拍打施灸部位皮肤。7天做1次督脉灸治疗，3个月为1个疗程。

【适应证】脾虚湿滞型高脂血症。症见口黏，食少体倦，脘腹胀满，头昏肢麻，咳喘胸闷，舌淡胖或有齿痕，苔白厚腻，脉濡细或滑。

【注意事项】在接受治疗期间避免食用刺激性食物，禁烟、酒，保持心情舒畅，避免烫伤。合并肝、肾和造血系统等严重原发性疾病及精神病患者、肿瘤患者、妊娠妇女、哺乳期妇女忌用。

【出处】《福建中医药》2019，50（01）：73-74.

（二）耳穴压豆疗法

处方193

主穴：脾，胃，肝，肾，心。配穴：脑，降压沟，神门，额，交感。

【操作】每次选上述穴位中的6~8个贴压，先用75%乙醇棉球将耳廓皮肤消毒，再用干棉球擦干耳廓皮肤。左手固定耳廓，右手持止血钳夹取贴有王不留行籽的胶布（胶布大小约为0.6cm×0.6cm），对准穴位贴压，然后用手指轻压穴位2分钟，每次治疗只贴单侧耳穴，嘱患者自行按压，使耳廓充血、胀痛，按压力度适中，避免皮肤损伤引起感染。每天按压4~5次，三餐后及晚睡前重点按压，每次按压5分钟，每3~4天换贴，两耳交替，10天为1个疗程。

【适应证】肝郁气滞型高脂血症。症见烦躁易怒，胁肋胀痛，头痛目赤，抑郁不舒，舌暗红，苔薄黄，脉弦或弦数。

【注意事项】在接受治疗期间避免食用刺激性食物，禁烟、酒，保持心情舒畅。合并肝、肾和造血系统等严重原发性疾病及精神病患者、肿瘤患者、妊娠妇女、哺乳期妇女忌用。

【出处】《中国社区医师（医学专业）》2013，15（08）：205.

（三）电针联合温灸疗法

处方 194

足三里穴（双侧），丰隆穴（双侧）。

【操作】嘱患者取仰卧位，穴位常规消毒后，于双侧足三里穴处用毫针垂直刺入 1.5 寸，平补平泻法行针得气后，连接电针仪，并在足三里穴旁 1cm 处垂直刺入一针作为负极。电针仪选取刺激强度为 8~10mA，2Hz 与 100Hz 交替的疏密波，持续电针治疗 30 分钟。双侧丰隆穴采用竹制温灸盒辅助艾灸，温灸盒对准丰隆穴后固定，点燃 18mm×200mm 的艾条后插入艾灸盒中，调整艾条与皮肤的距离，以患者感觉温热适宜为度。持续艾灸 30 分钟，中间弹灰 3 次，每天治疗 1 次，疗程均为 8 周。

【适应证】肾精亏虚型高脂血症。症见腰膝酸软，头晕耳鸣，耳焦皱褶，舌质淡，苔白腻，脉沉滑。

【注意事项】治疗期间忌食辛辣、油腻食物，忌烟、酒，保持心情舒畅。合并肝、肾和造血系统等严重原发性疾病及精神病患者、肿瘤患者、妊娠妇女、哺乳期妇女忌用。

【出处】《中国中医药现代远程教育》2019，17（02）：95–97.

（四）电针疗法

处方 195

带脉，天枢，水分，中脘，上脘，足三里，丰隆，梁丘。

【操作】患者取仰卧位，常规消毒局部皮肤，选用 0.35mm×40mm 一次性无菌针灸针速刺进针，行平补平泻法得气，再将带脉、足三里、丰隆穴分别接入电针仪，选连续波，频率为 6Hz，强度以患者能耐受为度，其余穴位每隔 10 分钟行针 1 次，留针 30 分钟。

【适应证】脾虚湿滞型高脂血症。症见口黏，食少体倦，脘腹胀满，头昏肢麻，可见睑黄瘤，舌淡胖或有齿痕，苔白厚腻，脉濡细或滑。

【注意事项】治疗期间忌食辛辣、油腻食物，忌烟、酒，保持心情舒畅。合并肝、肾和造血系统等严重原发性疾病及精神病患者、肿瘤患者、妊娠妇女、哺乳期妇女忌用。

【出处】《上海针灸杂志》2019，38（04）：384-388.

（六）温针疗法

处方196

阳明经穴，手三里，承山，风市，鹤顶，天枢，丰隆，悬钟以及阳池。

【操作】将毫针彻底清洁、消毒后行针刺治疗，提插捻转，以得气为度，然后将艾条套在针柄上实施艾灸，以患者热感下传为宜，每次30分钟，每天治疗1次，2周为1个疗程。

【适应证】肾精亏虚型高脂血症。症见腰膝酸软，头晕耳鸣，耳焦皱褶，舌质淡，苔白腻，脉沉滑。

【注意事项】治疗期间忌食辛辣、油腻食物，忌烟、酒，保持心情舒畅。合并肝、肾和造血系统等严重原发性疾病及精神病患者、肿瘤患者、妊娠妇女、哺乳期妇女忌用。

【出处】《中西医结合心血管病电子杂志》2019，7（04）：161.

（七）针刺疗法

处方197

足三里，太白，太冲，阳陵泉，曲池，太渊，大陵，天井。

【操作】将毫针彻底清洁、消毒后，选用一次性针灸针（0.3mm×4.0mm或0.3mm×50mm）针刺穴位（先刺足部穴，过10分钟后补刺手部穴；男左女右，男先刺左侧，第2天刺右侧，每天左右交替，女相反），7天为1个疗程，一般针刺1~3个疗程。每天上午7~11点进行针刺。

【适应证】肺脾两虚型高脂血症。症见声低气怯，鼻吸不利，咳喘胸闷，舌淡胖，苔白厚腻，脉弦滑略数。

【注意事项】治疗期间忌食辛辣、油腻食物，忌烟、酒，保持心情舒畅。合并肝、肾和造血系统等严重原发性疾病及精神病患者、肿瘤患者、妊娠妇女、哺乳期妇女忌用。

【出处】《时珍国医国药》2018，29（11）：707-708.

处方 198

双侧足三里、丰隆、三阴交、脾俞、胃俞、肾俞。

【操作】将毫针彻底清洁、消毒后，选用一次性针灸针（0.3mm×4.0mm 或 0.3mm×50mm）针刺穴位，施平补平泻法，10 天为 1 个疗程，疗程间隔 3 天，继续下 1 个疗程。

【适应证】肺脾两虚型高脂血症。症见声低气怯，鼻吸不利，咳喘胸闷，舌淡胖，苔白厚腻，脉弦滑略数。

【注意事项】治疗期间忌食辛辣、油腻食物，忌烟、酒，保持心情舒畅。合并肝、肾和造血系统等严重原发性疾病及精神病患者、肿瘤患者、妊娠妇女、哺乳期妇女忌用。

【出处】《继续医学教育》2018，32（12）：159–160.

处方 199

内关，足三里，三阴交，丰隆，中脘，梁丘，天枢。

【操作】主穴第 1 组取内关、足三里、三阴交、丰隆穴，第 2 组取中脘、梁丘、天枢穴。肝阳上亢者加肝俞、风池、百会、曲池，用泻法；痰浊内阻者加脾俞、阴陵泉，用平补平泻法；气虚血瘀者加膻中、气海、血海、膈俞，用补法；肝肾阴虚者加肝俞、太冲、肾俞、太溪、照海，用补法。穴位常规消毒，选用 0.30mm×（25~75）mm。毫针行指切法快速进针，得气后施补泻手法，再接 G6805 治疗仪，选用连续波，强度以患者耐受为度，留针 20 分钟。每天治疗 1 次，10 次为 1 个疗程，休息 1 周后行第 2 个疗程，两组主穴交替使用，共治疗 3 个月。

【适应证】肺脾两虚型高脂血症。症见咳喘胸闷，舌淡胖，苔白厚腻，脉弦滑略数。

【注意事项】治疗期间忌食辛辣、油腻食物，忌烟、酒，保持心情舒畅。合并肝、肾和造血系统等严重原发性疾病及精神病患者、肿瘤患者、妊娠妇女、哺乳期妇女忌用。

【出处】《上海针灸杂志》2011，30（03）：155–157.

（八）中医经络操疗法

处方 200

百会，内关，风池，耳背降压沟，耳尖，耳轮结节，三角窝。

【操作】患者取仰卧位，保持呼吸均匀，按压百会穴、内关穴和风池穴，先逆时针按压 5 次，再顺时针按压 5 次，时间控制在 30 秒以上，重复循环 3 次。然后取坐位，按先后顺序按压耳背降压沟、耳尖、耳轮结节、三角窝，每个穴位按压 5 次，时间控制在 30 秒以上，重复循环 3 次。每天 3 次。

【适应证】肾精亏虚型高脂血症。症见腰膝酸软，头晕耳鸣，耳焦皱褶，舌质淡，苔白腻，脉沉滑。

【注意事项】治疗期间忌食辛辣、油腻食物，忌烟、酒，保持心情舒畅。合并肝、肾和造血系统等严重原发性疾病及精神病患者、肿瘤患者、妊娠妇女、哺乳期妇女忌用。

【出处】《中医药导报》2018，24（21）：59-61.

（九）推拿疗法

处方 201

全腹，腹直肌，丹田，阑尾，上脘，中脘，建里，水分，天枢，气海。

【操作】①摩全腹法：患者取仰卧位，以脐为中心顺逆时针各摩全腹 36 圈。②大鱼际环揉全腹法：以大鱼际着力于腹部，以脐为中心顺时针方向做逐渐向外扩展的圆周运动直至揉遍全腹，反复操作 3~5 分钟。③拿揉腹直肌法：用双手的拇指和其余四指相对用力提并揉捏双侧的腹直肌，自上而下（幽门穴至横骨穴）反复操作 3~5 分钟。④三指揉丹田法：用食、中、无名指着力于丹田穴处，做环形的揉动，持续操作 3~5 分钟。⑤环揉带脉法：双手虎口相对，全掌置于两侧侧腹部，相对用力向中间弧形归挤，至腹中线时交叉向上夹起腹部肌肉，反复操作 3~5 分钟。⑥点穴法：食指点按阑尾、上脘、中脘、建里、水分、天枢、气海等穴，以指下气通为止，每穴 1 分钟。每日 1 次，1 周为 1 个疗程。

【适应证】脾虚湿滞型高脂血症。症见口黏，食少体倦，脘腹胀满，头昏肢麻，可见睑黄瘤，舌淡胖或有齿痕，苔白厚腻，脉濡细或滑。

【注意事项】治疗期间忌食辛辣、油腻食物，忌烟、酒，保持心情舒畅。合并肝、肾和造血系统等严重原发性疾病及精神病患者、肿瘤患者、妊娠妇女、哺乳期妇女忌用。

【出处】《吉林大学学报（医学版）》2012，38（05）：1032.

处方 202

关元和双侧丰隆、足三里穴。

【操作】取关元和双侧丰隆、足三里穴。用一指禅推拿手法操作，同侧的丰隆和足三里采用双手同时推拿各 10 分钟，每天 1 次。

【适应证】脾虚湿滞型高脂血症。症见口黏，食少体倦，脘腹胀满，头昏肢麻，腰膝酸软，头晕耳鸣，耳焦皱褶，舌质淡，苔白腻，脉沉滑。

【注意事项】治疗期间忌食辛辣、油腻食物，忌烟、酒，保持心情舒畅。合并肝、肾和造血系统等严重原发性疾病及精神病患者、肿瘤患者、妊娠妇女、哺乳期妇女忌用。

【出处】《中医临床研究》2012，4（18）：37-38.

（十）埋线疗法

处方 203

中脘，水分，气海，天枢（双侧），大横（双侧），水道（双侧），足三里（双侧），丰隆（双侧），阴陵泉（双侧），三阴交。

【操作】先对需要进行埋线治疗的穴位进行准确定位，对穴位局部进行常规消毒处理。将 2.0 号铬制医用羊肠线剪为 1cm、1.5cm、2cm　3 种长度以适应不同穴位。腹部腧穴根据患者皮下脂肪厚度选用 1.5cm 线，中脘、水分、气海、天枢（双侧）、大横（双侧）、水道（双侧）选用 2cm 线，四肢肌肉丰厚部腧穴如足三里（双侧）、丰隆（双侧）、阴陵泉（双侧）选用 1.5cm 线，四肢肌肉浅薄部腧穴如三阴交穴选用 1cm 线。将羊肠线浸泡于 75% 乙醇中消毒备用。医师戴无菌手套，取出一次性医用埋线专用针，将针芯拔出一定长度，纳入羊肠线。将装好羊肠线的埋线针垂直快速刺入标记好的穴位，适当调整使患者有得气感后，缓缓推动针芯把羊肠线注入穴位，确保患者无严重痛感。将埋线针拔出后，用无菌干棉球按压针孔以防出血，最后在针孔位置贴敷贴。每 15 天埋线治疗 1 次，2 次为 1 个疗程，连续治疗 2 个疗程后观察疗效。

【适应证】脾虚湿滞型肥胖伴高脂血症。症见口黏，食少体倦，脘腹胀满，头昏肢麻，可见睑黄瘤，舌淡胖或有齿痕，苔白厚腻，脉濡细或滑。

【注意事项】嘱患者在治疗后 24 小时之内不要洗澡，避免吃辛辣刺激性食物。告知患者埋线治疗穴位局部若有轻度肿胀、痒感、热感均属正常现象，无须处理，若不适感严重须及时联系医生处理。合并肝、肾和造血系统等严重原发性疾病及精神病患者、肿瘤患者、妊娠妇女、哺乳期妇女忌用。

【出处】《针灸临床杂志》2020，（01）：29-33.

处方 204

带脉，足三里，天枢，丰隆，中脘，上脘，水分。

【操作】患者取仰卧位，局部皮肤严格无菌消毒，选用 PGLA3/0 线埋入上述穴位，埋线处用止血贴封穴，防止感染。每周治疗 1 次，10 次为 1 个疗程。

【适应证】脾虚湿滞型高脂血症。症见口黏，食少体倦，脘腹胀满，头昏肢麻，可见睑黄瘤，舌淡胖或有齿痕，苔白厚腻，脉濡细或滑。

【注意事项】嘱患者 24 小时内埋线处避免碰水，女性月经期间暂停穴位埋线。合并肝、肾和造血系统等严重原发性疾病及精神病患者、肿瘤患者、妊娠妇女、哺乳期妇女忌用。

【出处】《上海针灸杂志》2019，38（04）：384-388.

处方 205

中脘，心俞，膈俞，肝俞，足三里。

【操作】将 3.0 号医用羊肠线剪成长约 1cm 的小段，浸泡在 95% 乙醇中备用。将 0.30mm×50mm 一次性针灸针从一次性 7 号注射针头尾孔中穿入，作为针芯，将针芯抽出约 2cm，把一段羊肠线从针头置入针管内，在选定的穴位上常规消毒，左手捏起穴位表皮，右手持针快速刺入皮下，循经进针到肌肉层，然后把针灸针推入，将羊肠线植入穴位内，缓慢退出针头，按压针孔。每隔 2 星期治疗 1 次，连续 6 次，共 3 个月。

【适应证】脾虚湿滞型高脂血症。症见口黏，食少体倦，脘腹胀满，心胸疼痛，心慌心悸，舌淡胖，苔白厚腻，脉细滑略数。

【注意事项】嘱患者 24 小时内埋线处避免碰水，女性月经期间暂停穴位埋线。合并肝、肾和造血系统等严重原发性疾病及精神病患者、肿瘤患者、妊娠妇女、哺乳期妇女忌用。

【出处】《上海针灸杂志》2012，31（11）：839.

综合评按：高脂血症多归属于中医"痰浊""痰湿"范畴，过去中医虽无血脂的名称，但对高血脂的认识却源远流长。《灵枢·卫气失常》中说："人有肥，有膏，有肉。"又说："膏者多气，多气者多热，热者耐寒。"清代医家张志聪注解《黄帝内经》时对膏脂的生理做了较完整的说明："中焦之气，蒸津液，化其精微，发泄于腠理，淖泽注于骨，补益髓脑，润泽皮肤，是津液注于三百六十五节，而渗灌于皮肤肌腠者也。溢于外则皮肉膏肥。余于内膏肓丰满。"明确指出膏脂是人体的组成部分之一，主要指的脂肪、油脂，由水谷所化生，并随津液的流布而敷布，能产生热量而发泄于肌表，补骨益髓，养脑，充肌，泽肤，形成脂膜填充体腔。依据"津血同源"的理论，津液与血液都来自水谷，而且可以相互转化，那么作为津液成分之一的膏脂也应该与血相互化生。明代张景岳说："津液和合为膏，以填补于骨空之中，则为脑为髓，为精为血。"认为膏可以化血。中医认为引起高脂血症的原因有饮食不当，恣食肥腻甘甜厚味，过多膏脂随饮食进入人体，输布、转化不及，滞留血中；多静少动，以致生多用少，沉积体内，浸淫血中；情志刺激导致气机不畅，血脂升高；年老体衰使膏脂代谢失常，引起血脂升高；体质禀赋，形体肥胖，津液膏脂输化迟缓，血中膏质过多；水肿、消渴、胁痛、黄疸、癥积等疾病均能影响膏脂的敷布转化，引起血脂升高。高脂血症的治疗一般分为药物、饮食、运动等疗法。西医目前公认的降脂药主要有他汀类、贝特类、烟酸类、树脂类等，但长期大剂量服用，还有药物不良反应及价格昂贵等缺点。中医治疗以调整脏腑功能、祛湿化痰为主。中医外治法可有效降低血脂水平，具有良好的调脂作用，但关于其调脂机制的研究较少，进一步探讨中医外治法调脂的作用机制，为其预防高脂血症提供理论支持，加速其实践运用，对降低心脑血管事件发生风险具有重要意义。

第六节 心血管神经症

心血管神经症是指以心血管疾病有关症状为主要表现的临床综合征。大多发生于中、青年，女性多于男性，尤多见于更年期妇女。临床上无器质性心脏病的证据。其主要表现以主诉较多，而且多变，症状之间缺乏内在联系。可有心悸、呼吸困难、心前区疼痛、失眠、多梦、焦虑、食欲不振、头晕、耳鸣、多汗、手足发冷、双手震颤等自主神经功能紊乱的症状。与较多症状不相适应，体格检查缺乏有重要病理意义的阳性体征。

1. 临床诊断

根据心血管神经症的临床表现，有上述症状而体征较少，且无特异性，以及不能找到器质性心脏病的证据，一般不难做出诊断。必须注意排除器质性心脏病，与心绞痛、甲状腺功能亢进症、心肌炎、二尖瓣脱垂综合征及嗜铬细胞瘤等进行鉴别。器质性心血管疾病患者可能合并精神心理问题，临床医生需要注意识别，精神心理问题可以混淆对器质性心脏病严重程度的评估。

2. 中医分型

（1）寒凝心脉证：猝然心痛如绞，或心痛彻背，背痛彻心，或感寒痛甚，心悸气短，形寒肢冷，冷汗自出，苔薄白，脉沉紧或促。多因气候骤冷或感寒而发病或加重。

（2）气滞心胸证：心胸满闷不适，隐痛阵发，痛无定处，时欲太息，遇情志不遂时容易诱发或加重，或兼有脘腹胀闷，得嗳气或矢气则舒，苔薄或薄腻，脉细弦。

（3）痰浊闭阻证：胸闷重而心痛轻，形体肥胖，痰多气短，遇阴雨天而易发作或加重，伴有倦怠乏力，纳呆便溏，口黏，恶心，咯吐痰涎，苔白腻或白滑，脉滑。

（4）瘀血痹阻证：心胸疼痛剧烈，如刺如绞，痛有定处，甚则心痛彻背，背痛彻心，或痛引肩背，伴有胸闷，日久不愈，可因暴怒而加重，舌质暗红，或紫暗，有瘀斑，舌下瘀筋，苔薄，脉涩或结、代、促。

（5）心气不足证：心胸阵阵隐痛，胸闷气短，动则益甚，心中动悸，倦怠乏力，神疲懒言，面色㿠白，或易出汗，舌质淡红，舌体胖且边有齿痕，苔薄白，脉细缓或结代。

（6）心阴亏损证：心胸疼痛时作，或灼痛，或隐痛，心悸怔忡，五心烦热，口燥咽干，潮热盗汗，舌红少泽，苔薄或剥，脉细数或结代。

（7）心阳不振证：胸闷或心痛较著，气短，心悸怔忡，自汗，动则更甚，神倦怯寒，面色㿠白，四肢欠温或肿胀，舌质淡胖，苔白腻，脉沉细迟。

一、药物外治法

穴位注射疗法

处方 206

香丹注射液。

【用法】采用简易取穴法：仰掌，微屈腕关节，从掌后第 1 横纹上 2 横指，当两条大筋之间，即是内关穴。以手四指并拢，小指下缘紧靠内侧尖上，食指上缘所在水平线与胫骨后缘的交点，即是三阴交穴。然后常规穴位皮肤消毒，将抽吸香丹注射液 2ml 的注射器针头，对准穴位，快速垂直刺入，然后做快速轻微小幅度的提插动作，令产生酸、麻、胀、重感（即所谓"得气"），之后，抽吸无回血，便快速用力将香丹注射液注入，令加强上述"针感"，拔针，消毒，按压穴位片刻。每次选一侧内关穴及对侧三阴交穴 2 个穴位，令左右交叉，次日左右交换，每天 1 次，连续治疗 14 天。

【适应证】寒凝心脉型心血管神经症严重心动过速。症见猝然心痛如绞，或心痛彻背，背痛彻心，或感寒痛甚，心悸气短，形寒肢冷，冷汗自出，苔薄白，脉沉紧或促。

【注意事项】治疗期间忌食辛辣、油腻食物，忌烟、酒，保持心情舒畅。合并肝、肾和造血系统等严重原发性疾病及精神病患者、肿瘤患者、妊娠妇女、哺乳期妇女忌用。

【出处】《山东中医杂志》2008，（09）：606-607.

二. 非药物外治法

（一）耳穴压豆疗法

处方 207

耳穴：心，脾，肝，神门，皮质下，交感，神经衰弱区。

【操作】常规消毒耳廓，每次取一侧耳穴，使用 0.5cm×0.5cm 耳穴专用橡皮膏将王不留行籽贴敷于所选穴位上，嘱患者每天 4 次定时规律按压（8：00、10：00、17：00、19：00），每次按压 3 分钟，以感觉局部酸胀为宜。每隔 1 日换另一侧对应耳穴贴压，双耳交替施治，疗程为 4 周。

【适应证】心血管神经症。症见心胸满闷不适，隐痛阵发，痛无定处，时欲太息，遇情志不遂时容易诱发或加重，或兼有脘腹胀闷，得嗳气或矢气则舒，苔薄或薄腻，脉细弦。

【注意事项】在接受治疗期间避免食用刺激性食物，禁烟、酒，保持心情舒畅。合并肝、肾和造血系统等严重原发性疾病及精神病患者、肿瘤患者、妊娠妇女、哺乳期妇女忌用。

【出处】《中医学报》2012，27（11）：1521–1522.

处方 208

内关，膻中，足三里（双侧）。

【操作】用 0.6cm×0.6cm 的输液贴将王不留行籽贴压在内关、膻中、足三里（双侧）穴上，向患者示范按摩穴位，直到患者掌握按摩要领。具体按摩手法：按摩内关时，拇指指腹压在内关穴，食指指腹压在同侧外关穴；按摩膻中穴时左右手交替进行，各 5 分钟；按摩足三里穴可两侧同时进行。膻中穴以拇指、食指为主，足三里以食指、中指为主。按摩力度以穴位处微痛为度。每穴按摩 10 分钟，每天 3 次，按摩时要心平气和，全神贯注。10 天为 1 个疗程。

【适应证】心气不足型心血管神经症。症见心胸阵阵隐痛，胸闷气短，动则益甚，心中动悸，倦怠乏力，神疲懒言，面色㿠白，或易出汗，舌质淡红，舌体胖且边有齿痕，苔薄白，脉细缓或结代。

【注意事项】在接受治疗期间避免食用刺激性食物，禁烟、酒，保持心情舒畅。合并肝、肾和造血系统等严重原发性疾病及精神病患者、肿瘤患者、妊娠妇女、哺乳期妇女忌用。

【出处】《河北中医》2009，31（09）：1358–1359.

（二）掀针疗法

处方 209

内关，三阴交，期门。

【操作】交替选穴。采用 0.25~1.3mm 掀针，穴位处皮肤用 75% 乙醇棉球常规消毒后，用镊子从板上取下一枚掀针，对准穴位扎入皮肤，用医用胶布按平并适度按压穴位。询问患者是否感觉刺痛难忍或妨碍肢体运动，如有则取出重新施术。每组穴位留针 12~24 小时，每天治疗 1 次，连续 6 天为 1 个疗程，疗程间休息 1 天。

【适应证】心阴亏损型心血管神经症。症见心胸疼痛时作，或灼痛，或隐痛，心悸怔忡，五心烦热，口燥咽干，潮热盗汗，舌红少泽，苔薄或剥，脉细数或结代。

【注意事项】留针期间不要碰水。合并肝、肾和造血系统等严重原发性疾病及精神病患者、肿瘤患者、妊娠妇女、哺乳期妇女忌用。

【出处】《中国民间疗法》2019，27（12）：22–23.

（三）针刺疗法

处方 210

大椎，神门，太冲，三阴交，足三里。

【操作】用 28 号 1~3 寸毫针进针，得气后在大椎处行平补平泻法，太冲行泻法，足三里行补法，神门行泻法，而后留针 25 分钟，每 8 分钟行针 1 次，7 天为 1 个疗程。

【适应证】寒凝心脉型心血管神经症。症见猝然心痛如绞，或心痛彻背，背痛彻心，或感寒痛甚，心悸气短，形寒肢冷，冷汗自出，苔薄白，脉沉紧或促。

【注意事项】治疗期间忌食辛辣、油腻食物，忌烟、酒，保持心情舒畅。合并肝、肾和造血系统等严重原发性疾病及精神病患者、肿瘤患者、妊娠妇女、哺乳期妇女忌用。

【出处】《内蒙古中医药》2006，（06）：40.

处方 211

双侧心俞、厥阴俞、脾俞、肝俞、神门、内关，巨阙，膻中，双侧足三里。

【操作】患者取端坐位，对患者需针刺的腧穴及医者的手指进行消毒后，用0.25×25mm毫针分别针刺双侧心俞、厥阴俞、脾俞、肝俞、神门、内关，以及巨阙、膻中，各穴位得气后以提插捻转平补平泻手法行针数秒。用0.25mm×40mm毫针针刺双侧足三里，得气后以提插捻转补法行针数秒，留针30分钟后出针。每天1次，10次为1个疗程，疗程间休息1天。

【适应证】痰浊闭阻型心血管神经症。症见胸闷重而心痛轻，形体肥胖，痰多气短，遇阴雨天而易发作或加重，伴有倦怠乏力，纳呆便溏，口黏，恶心，咯吐痰涎，苔白腻或白滑，脉滑。

【注意事项】治疗期间忌食辛辣、油腻食物，忌烟、酒，保持心情舒畅。合并肝、肾和造血系统等严重原发性疾病及精神病患者、肿瘤患者、妊娠妇女、哺乳期妇女忌用。

【出处】《针刺治疗心脏神经症的临床随机对照研究》张永辉，2014年。

处方 212

双侧心俞、厥阴俞、脾俞、肾俞、神门、内关，膻中、巨阙。配穴：足三里，天枢，关元。

【操作】患者端坐，针刺得气之后采取平补平泻法行针数秒，留针30分钟，每天针刺1次，10天为1个疗程，疗程间隔1天后，继续下1个疗程，1次需要治疗3个疗程。

【适应证】心气不足型心血管神经症。症见心胸阵阵隐痛，胸闷气短，动则益甚，心中动悸，倦怠乏力，神疲懒言，面色㿠白，或易出汗，舌质淡红，舌体胖且边有齿痕，苔薄白，脉细缓或结代。

【注意事项】治疗期间忌食辛辣、油腻食物，忌烟、酒，保持心情舒畅。合并肝、肾和造血系统等严重原发性疾病及精神病患者、肿瘤患者、妊娠妇女、哺乳期妇女忌用。

【出处】《中西医结合心血管病电子杂志》2019，7（16）：150-151.

处方 213

厥阴俞，心俞，肝俞，脾俞，命门，巨阙，膻中，天枢，关元，神门，内关，足三里，三阴交，太溪。

【操作】针刺之前，操作者清洗双手后，再用 75% 乙醇棉球擦拭双手，然后对需要针刺的腧穴部皮肤用蘸有 75% 乙醇的棉签由内而外擦拭消毒。用毫针双手配合快速破皮进针至适宜深度，各穴位得气后以提插捻转平补平泻手法行针数秒，幅度保持在 90°~360° 间，每分钟 120~160 次，以患者产生得气感并能耐受为宜。留针 30 分钟，每 10 分钟行平补平泻捻转 1 次，每穴每次捻转 5 秒。每日治疗 1 次，每 10 天为 1 个疗程，疗程间休息 1 天，连续治疗 3 个疗程。

【适应证】气阴两虚型心血管神经症。症见心胸阵阵隐痛，胸闷气短，动则益甚，心中动悸，倦怠乏力，神疲懒言，面色㿠白，或易出汗，五心烦热，口燥咽干，潮热盗汗，舌红少泽，苔薄或剥，脉细数或结代。

【注意事项】治疗期间忌食辛辣、油腻食物，忌烟、酒，保持心情舒畅。合并肝、肾和造血系统等严重原发性疾病及精神病患者、肿瘤患者、妊娠妇女、哺乳期妇女忌用。

【出处】《针刺治疗心脏神经官能症的临床随机对照研究》张娟，2016 年。

（四）埋线疗法

处方 214

①心俞，神门，足三里。②膻中，内关，三阴交。

【操作】常规消毒皮肤，用 9 号腰椎穿刺针装入 0 号羊肠线刺入穴位，其中心俞、膻中穴羊肠线长度为 2cm，余穴为 1cm，心俞、膻中、神门穴用斜刺法，余穴用直刺法。到达穴位后，推入羊肠线，退出穿刺针，外敷创可贴，每周埋线 1 次，穴位交替使用，4 次为 1 个疗程。

【适应证】心阴亏损型心血管神经症。症见心胸疼痛时作，或灼痛，或隐痛，心悸怔忡，五心烦热，口燥咽干，潮热盗汗，舌红少泽，苔薄或剥，脉细数或结代。

【注意事项】妊娠或哺乳期妇女，合并心血管、肺、肝、肾和造血系统等严重原发性疾病，或有精神疾患者不可用。

【出处】《菏泽医学专科学校学报》2003，（01）：95.

综合评按：心血管神经症属中医"心悸""胸痹""郁证""脏躁"范畴。心气不足、情志过激是本病发病的重要因素。现代医家多从心、肝、脾三脏功能失调来认识本病并辨证论治，气虚、气滞为心血管神经症的主要证型。西药治疗局限性大，疗效不甚理想。中医治疗多从心、肝、脾入手，以补气、行气为主，进行辨证论治。针灸、掀针、穴位埋线等中医外治法在治疗心血管神经症上往往能收到较好的临床疗效，而且无明显不良反应，显示出整体治疗的优势，同时能调整经络、脏腑功能，达到防病治病的目的。

第七节　心悸

心悸是指因外感或内伤，致气血阴阳亏虚，心失所养，或痰饮、瘀血阻滞，心脉不畅，引起以心中急剧跳动、惊慌不安，甚则不能自主为主要临床表现的一种病症。分别与各种心脏病所引起的心律失常以及缺铁性贫血、再生障碍性贫血、甲状腺功能亢进症、神经官能症等出现以心悸心慌为主症时相类似。

1. 临床诊断

自觉心慌不安，心跳剧烈，神情紧张，不能自主，心搏或快速，或心跳过重，或忽跳忽止，呈阵发性或持续不止。伴有胸闷不适、易激动、心烦、少寐多汗、颤动、乏力、头晕等。中老年发作频繁者，可伴有心胸疼痛，甚至喘促，肢冷汗出，或见晕厥。常由情志刺激、惊恐、紧张、劳倦过度、饮酒、饱食等原因诱发。脉象可见数、疾、促、结、代、沉、迟等变化。心电图、血压、X线胸部摄片等检查有助于明确诊断。

2. 中医分型

（1）心虚胆怯证：心悸不宁，善惊易恐，坐卧不安，少寐多梦而易惊醒，食少纳呆，恶闻声响，苔薄白，脉细略数或细弦。

（2）心脾两虚证：心悸气短，头晕目眩，少寐多梦，健忘，面色无华，神疲乏力，纳呆食少，腹胀便溏，舌淡红，脉细弱。

（3）阴虚火旺证：心悸易惊，心烦失眠，五心烦热，口干，盗汗，思虑劳心则症状加重，伴有耳鸣，腰酸，头晕目眩，舌红少津，苔薄黄或少苔，脉细数。

（4）心阳不振证：心悸不安，胸闷气短，动则尤甚，面色苍白，形寒肢冷，舌淡苔白，脉虚弱，或沉细无力。

（5）水饮凌心证：心悸，胸闷痞满，渴不欲饮，下肢浮肿，形寒肢冷，伴有眩晕，恶心呕吐，流涎，小便短少，舌淡苔滑，脉沉细而滑。

（6）心血瘀阻证：心悸，胸闷不适，心痛时作，痛如针刺，唇甲青紫，舌质紫暗或有瘀斑，脉涩或结或代。

一、药物外治法

（一）中药外敷疗法

处方 215

黄连，朱砂，冰片。

【用法】黄连、朱砂、冰片按 5 : 3 : 1 比例组成。将以上药物共研细末，过 1000 目筛，密封储存备用。敷脐前先清洁脐部，将药粉填平脐部约 1 元硬币大小，外以医用透气胶贴固定，每日换药 1 次。

【适应证】心火旺盛型围绝经期心悸。症见心悸易惊，心烦失眠，五心烦热，口干，盗汗，思虑劳心则症状加重，伴有耳鸣，腰酸，头晕目眩，舌红少津，苔薄黄或少苔，脉细数。

【注意事项】皮肤破溃及对上述药物过敏者禁用。

【出处】《中医临床研究》2015，7（35）：53–55.

处方 216

甘遂 1g，延胡索 15g，细辛 3g，白芥子 15g。

【用法】上药研为细末，混匀，加少量蜂蜜调成膏状，每次取药 2~3g，选择两组穴位交替贴敷，即内关、心俞、脾俞、关元穴及厥阴俞、膈俞、巨阙、足三里，每3天贴敷1次，以个人皮肤耐受程度为主，每次贴4~6小时，共敷贴4次。

【适应证】心阳不振型心悸。症见心悸不安，胸闷气短，动则尤甚，面色苍白，形寒肢冷，舌淡苔白，脉虚弱，或沉细无力。

【注意事项】在接受治疗期间避免食用刺激性食物，禁烟、酒，保持心情舒畅。

【出处】《内蒙古中医药》2017，36（05）：90.

处方217

磁石60g，丹参20g，远志15g，夜交藤30g，酸枣仁20g，合欢皮10g，朱砂5g，川芎30g，菊花20g，五加皮30g，吴茱萸40g，黄芩5g。

【用法】上药用冷水浸泡30分钟，水煎去渣加热水至3000ml，将药液倒入足浴盆中，没过脚踝，1次/天，30分钟/次，10天为1个疗程。

【适应证】心悸伴有失眠属心神失养型者。症见心悸不宁，善惊易恐，坐卧不安，少寐多梦而易惊醒，食少纳呆，恶闻声响，苔薄白，脉细略数或细弦。

【注意事项】在接受治疗期间避免食用刺激性食物，禁烟、酒，保持心情舒畅。

【出处】《中医临床研究》2013，5（08）：109–111.

（二）穴位注射疗法

处方218

维生素 B_1 注射液，维生素 B_{12} 注射液。

【用法】患者仰卧伸下肢或正坐屈膝，用5ml无菌注射器抽取维生素 B_1 注射液100mg、维生素 B_{12} 注射液1000μg，用7号针头，常规消毒双侧足三里穴处，准确刺入1~1.5寸，待患者感到酸、胀、麻后，抽无回血，固定针柄，缓缓注入，注射至一半，再行注射另一侧，15天为1个疗程。

【适应证】阴虚火旺型更年期心悸。症见心悸易惊，心烦失眠，五心烦热，口干，盗汗，思虑劳心则症状加重，伴有耳鸣，腰酸，头晕目眩，舌红少津，苔薄黄或少苔，脉细数。

【注意事项】在治疗过程中，医生和患者的态度关系十分重要，只有充分调动双方的积极性，才可收到满意的效果。在患者方面，须先树立其战胜疾病的信心，医者在治疗时，不能满足于局部得气，还须"调气"与"运气"，在针刺疾病远隔部位的腧穴时，要将"气"引至病所，医者在操作时，捻转提插针柄以使局部得气，嘱患者意守膻中，引"气"达于心胸，达到气至病所。

【出处】《新疆中医药》1999，17（04）：26-27.

二、非药物外治法

（一）耳穴压豆疗法

处方 219

主穴：交感，神门，心。心虚胆怯加胆；心阳虚弱加肾上腺、皮质下；阴虚火旺、痰火扰心加枕、小肠；心血瘀阻加肝；水气凌心加肾。

【操作】手持探棒在选择穴区找敏感点。棉签消毒所选穴位及周围皮肤，晾干后将王不留行籽贴于胶布中间，用镊子置于所选穴位之上，用指腹按压，询问患者有无得气感，以患者有疼痛或胀痛感且能忍受为度。按压：耳穴贴压时要逐渐施加压力，根据患者病情调整刺激强度，按压方向如下。①耳廓向轮性：耳穴呈线形分布，耳廓主要穴位多分布在重要神经直行处，如按压小穴向耳轮脚方向按压则针感强，效果好。②耳穴低凹性：耳廓皮肤低处电阻值相对偏低，穴位敏感，所以按穴位要向低处中心点施加压力。一般每日按压 3~5 次，每个穴位 1~2 分钟。心悸发作时可适当增加按压时间和频率。两耳交替，3 天换 1 次，观察压豆处皮肤有无破损，3 天为 1 个疗程，疗程期间可休息 1~2 天以促进耳廓穴位的敏感性。

【适应证】心悸。症见自觉心慌不安，心跳剧烈见于上述证型者。

【注意事项】①夏天易出汗，贴压穴位不可过多，时间不可过长，防止胶布潮湿、贴敷张力降低和皮肤感染。②有习惯性流产的孕妇禁用耳穴压豆治疗，怀孕期间应慎用，尤其不宜用内分泌、肾等穴。③年老体弱、有严重器质性疾病及高血压患者治疗前应适当休息，治疗时手法轻柔，刺激不宜过大。④对肢体活动障碍的患者在压豆期间可配合适量肢体活动和功能锻炼，有助于提高疗效。

【出处】《中国医疗前沿》2013，8（12）：103-104.

处方 220

主穴：心，小肠，皮质下。配穴：心脏点，交感，胸，肺，肝。

【操作】取双侧耳穴，每次取主穴1~2个，配穴2~3个。针具应采用高压灭菌。耳穴皮肤以75% 乙醇常规消毒，以180°顺时针捻转进针，不可刺透耳软骨。针刺后接治疗仪，采用连续波，频率为200次/分，留针15~30分钟，10次为1个疗程，疗程间休息7天。

【适应证】心火旺盛型心悸。症见心悸易惊，心烦失眠，五心烦热，口干，盗汗，思虑劳心则症状加重，伴有耳鸣，腰酸，头晕目眩，小便短赤，舌红少津，苔薄黄或少苔，脉细数。

【注意事项】在接受治疗期间避免食用刺激性食物，禁烟、酒，保持心情舒畅。

【出处】《中国针灸》1998，（09）：3.

处方 221

心，神门，皮质下，小肠，交感，内分泌。

【操作】按常规消毒耳廓，每次取一侧耳穴，先用探棒在选区内寻找压痛敏感点，用王不留行籽作为压丸。取0.5cm×0.5cm大小医用胶布将压丸固定在已选好耳穴部位，各穴位贴紧后用拇指、食指按捏耳穴片刻，手法由轻到重，使局部产生酸胀感。压豆期间，每天自行按压3~5次，进行局部压迫刺激，以加强疗效。每次3分钟左右，2天换另一耳贴压，双耳交替施治，10次为1个疗程。

【适应证】心虚胆怯型心悸。症见心悸不宁，善惊易恐，坐卧不安，少寐多梦而易惊醒，食少纳呆，恶闻声响，苔薄白，脉细略数或细弦。

【注意事项】在接受治疗期间避免食用刺激性食物，禁烟、酒，保持心情舒畅。

【出处】《内蒙古中医药》2012，31（20）：23-24.

处方 222

心，神门，皮质下，小肠，交感，内分泌。

【操作】常规消毒一侧耳廓，用王不留行籽耳贴贴压相应耳穴，贴紧后用拇指、食指按捏耳穴片刻，手法由轻到重，使局部产生胀、痛、酸、麻感，每天自行按压 4~5 次，每次 3~4 分钟。2 天后换另一侧耳廓耳穴贴压，双耳交替，3 次为 1 个疗程，1 个疗程后休息 1 天。

【适应证】心脾两虚型心悸。症见心悸，气促，失眠多梦，胸闷，健忘，面色无华，头晕，乏力，食少纳呆，舌淡红，苔薄白，脉细弱。

【注意事项】在接受治疗期间避免食用刺激性食物，禁烟、酒，保持心情舒畅。

【出处】《实用心脑肺血管病杂志》2016，24（11）：76–78.

（二）针刺疗法

处方 223

膀胱经第一侧线胸 2（风门）至胸 8（胰俞）背部俞穴透刺夹脊穴，补三气穴（膻中、中脘、气海），内关透间使，郄门，丘墟透照海。可根据临床症状配穴，如纳呆、食少、便溏取足三里、阴陵泉、三阴交；失眠多梦、健忘取神门、百会、四神聪等。

【操作】①患者盘坐于病床上，以背屈姿势突显脊柱曲度。以手探测，先取膀胱经第一侧线风门穴，局部皮肤常规消毒，采用 0.30mm×40mm 毫针，针尖与皮肤呈约 30° 角斜向脊柱夹脊穴方向透刺，采用快针针刺，根据患者体型深刺 30~40mm，操作时须做到高频率提插捻转（每分钟约 100次），以强刺激、强针感、立即出针不留针为操作要点，然后再依序向下选肺俞、厥阴俞、心俞、督俞、膈俞至胰俞，手法同上，一侧操作结束后换另一侧，完毕后嘱患者仰卧位平躺于治疗床。②采用 0.30mm×40mm 毫针针刺补三气穴，膻中与皮肤约呈 20° 角沿皮肤向下平刺，针刺 20~30mm；中脘、气海与皮肤约呈 80° 角向阴部方向略斜刺，针刺 30~40mm，得气后均施捻转补法。③取一侧丘墟透照海，用 0.30mm×75mm 毫针透刺，医者先用中指在患者外踝前下缘胫骨后上方、腓骨短肌腱上缘、伸趾短肌上端掐按记号，用右手拇、食、中3指持针，将针尖置于记号处，以左手拇、食指夹持针身，然后缓慢捻转进针，进针时针尖斜向照海穴的方向刺入，至照海穴处皮肤下感觉到针尖即可，勿刺穿。④取 0.30mm×40mm 毫针，分别取双上肢内关透间使，郄门，先直刺内关 15~20mm，得气后，稍提针调整方向再以 30°角向斜下透刺间使，深 25~35mm。郄门直刺 20~30mm，针刺得气即止。上述操作依序完毕，最后医者偕 2 名助手，分别在一侧丘墟透照海、双侧内关透间使、郄门上进行手法操作，均施以小幅度、低频率捻转（每分钟约 30 次），同时嘱患者配合缓慢深吸气，然后缓慢长呼气，在呼吸运动一来一往之间，要求医患双方心定神凝，体会针刺感应，专心注意病所，促使气至，操作时间为 1 分钟，然后让患者自然呼吸，留针 30 分钟。每日 1 次，10 次为 1 个疗程。

【适应证】心脾两虚型心悸。症见心悸气短，头晕目眩，少寐多梦，健忘，面色无华，神疲乏力，纳呆食少，腹胀便溏，舌淡红，脉细弱。

【注意事项】在接受治疗期间避免食用刺激性食物，禁烟、酒，保持心情舒畅。

【出处】《中国针灸》2014，34（10）：977–978.

处方 224

三阴交，足三里，内关，阴陵泉。

【操作】患者采取仰卧位，对所取穴位进行常规消毒，取长 40mm 的一次性毫针。三阴交穴直刺 1~1.5 寸，快速小幅度捻转 1 分钟；足三里穴直刺得气后，快速小幅度捻转 1 分钟；内关穴针尖与皮肤保持 70°左右，斜刺 0.5~0.8 寸，快速小幅度捻转 1 分钟；阴陵泉穴直刺 1~2 寸。将 2cm 长艾条插在针柄上，针刺部位垫厚纸片，燃尽艾绒 2~3 壮，及时除艾灰，取纸片，起针。每次进针后留针 30 分钟，1 次 / 天，5 次为 1 个疗程，每个疗程间隔 2 天。

【适应证】心脾两虚型心悸。症见心悸气短，失眠多梦，同时伴有面色无华，神疲乏力，口唇色淡，健忘眩晕，苔薄白，舌质淡。

【注意事项】在接受治疗期间避免食用刺激性食物，禁烟、酒，保持心情舒畅。

【出处】《中国民族民间医药》2016，25（19）：48-49，51.

处方 225

主穴：神门，内关，膻中，关元。配穴：足三里，气海。

【操作】采用温针灸的方法，患者取仰卧位，取穴。用 75% 乙醇或 0.5% 的碘伏棉球擦拭消毒，膻中平刺，余穴直刺。用毫针针刺得气，于内关、关元、足三里处针身下安置长度约 2.5cm 的方纸片，纸片不易太薄。于此三穴针柄上安插艾条，每段艾条可切成长约 1.5cm，点燃，待燃尽后，去除灰烬，再安插同样长度艾条于针柄上，点燃，如此反复 3 次。共留针 30 分钟左右，10 日为 1 个疗程。间隔 2 日，再继续下 1 个疗程。

【适应证】心阳不振型心悸。症见心悸不安，胸闷气短，面色苍白，形寒肢冷，舌淡苔白。

【注意事项】在接受治疗期间避免食用刺激性食物，禁烟、酒，保持心情舒畅。

【出处】《江西中医药》2013，（05）：47-48.

处方 226

内关，神门，郄门，厥阴俞。

【操作】对神门和内关快速提插捻转 1 分钟，其余穴位得气即可，留针 30 分钟。针刺治疗每日进行 1 次。

【适应证】心虚胆怯型心悸。症见心悸不宁，善惊易恐，坐卧不安，少寐多梦而易惊醒，食少纳呆，恶闻声响，苔薄白，脉细略数或细弦。

【注意事项】在接受治疗期间避免食用刺激性食物，禁烟、酒，保持心情舒畅。

【出处】《河南中医》2014，34（03）：392-393.

（三）埋线疗法

处方 227

①至阳，巨阙。②心俞，膻中。③神门，内关。心气、心血虚者，加足三里；心虚胆怯者，加大陵；心阳不振者，加关元；阴虚火扰者，加太溪；水气凌心者，加阴陵泉；心血瘀阻者，加膈俞；痰火扰心者，加丰隆。

【操作】使用一次性埋线针，将复方丹参注射液浸泡的消毒胶原蛋白线埋入以上3组腧穴，1次选1组，连续治疗3次为1个疗程，每次间隔7天。

【适应证】心悸。症见自觉心慌不安，心跳剧烈兼上述证型者。

【注意事项】在接受治疗期间避免食用刺激性食物，禁烟、酒，保持心情舒畅。

【出处】《中医研究》2013，26（10）：66-68.

（四）按摩疗法

处方 228

神封穴。

【操作】神封穴在胸部第4肋间，前正中线旁开2寸处，若能寻到刺痛的明显点最好，按"先左后右"的顺序分别在两侧施术。一般用单指按揉，吸定穴位后以中等强度施压轻揉，不可用力太过。一般持续2分钟后能迅速缓解不适感，继续按揉8~10分钟心悸基本完全解除。

【适应证】心血瘀阻型心悸。症见心悸，胸闷不适，心痛时作，痛如针刺，唇甲青紫，舌质紫暗或有瘀斑，脉涩或结或代。

【注意事项】在接受治疗期间避免食用刺激性食物，禁烟、酒，保持心情舒畅。

【出处】《中国民间疗法》2014，22（11）：31.

处方 229

百会，四神聪，安眠，内关。心脾两虚加心俞、三阴交、厥阴俞、脾俞；心肾不交加心俞、神门、肾俞、涌泉；脾胃不和加胃俞、足三里；肝火上扰加肝俞、太冲；阴阳失衡加申脉、照海。

【操作】用拇指在穴位上做轻柔缓和的环旋运动（即指揉法），每次10~15分钟，每天2次。

【适应证】心悸失眠。症见心悸伴难以入寐或入寐不醒，醒后不能再睡属上述证型者。

【注意事项】在接受治疗期间避免食用刺激性食物，禁烟、酒，保持心情舒畅。

【**出处**】《中医临床研究》2013，5（08）：109-111.

综合评按：《黄帝内经》虽无"心悸"或"惊悸""怔忡"之病名，但有类似症状记载，如《素问·举痛论篇》云："惊则心无所倚，神无所归，虑无所定，故气乱矣。"并认为其病因有宗气外泄、心脉不通、突受惊恐、复感外邪等。对心悸脉象的变化有深刻认识，《素问·三部九候论篇》说："参伍不调者病。"最早记载脉律不齐是疾病的表现。《素问·平人气象论篇》说："脉绝不至曰死，乍疏乍数曰死。"最早认识到心悸时严重脉律失常与疾病预后的关系。宋代《济生方·惊悸怔忡健忘门》率先提出怔忡病名，对惊悸、怔忡的病因病机、变证、治法做了较为详细的记述。《丹溪心法·惊悸怔忡》中提出心悸当"责之虚与痰"的理论。心悸多以内治法为主，从近十年来临床及有关资料看，中医外治法治疗心悸可消除临床症状，缩短奏效时间，扩大用药范围，减少毒副作用。中药静脉注射法见效快，并可根据辨证选择药物，其总有效率为 77%~87%。中医学认为"十二经通于耳""耳为宗脉之所聚"，人体各脏腑器官在耳廓上皆有相应代表区，并规律地分布在诸耳穴上。当脏腑功能失调时，通过经络的传导作用，在耳廓该脏腑所属的区域就会发生异常，通过耳穴压籽可起到疏通经络、补虚泻实、调整阴阳的作用，从而治愈疾病。耳穴疗法方便易行，疗效确切，并且易被患者接受，但是本病多配合内服法综合治疗，且须在专业医师指导、评估下进行，以免延误病情。

第八节　胸痹

胸痹心痛以胸骨后或心前区发作性闷痛为主，亦可表现为灼痛、绞痛、刺痛或隐痛、含糊不清的不适感等，持续时间多为数秒钟至 15 分钟。若疼痛剧烈，持续时间长达 30 分钟以上，休息或服药后仍不能缓解，伴有面色苍白，汗出，肢冷，脉结代，甚至旦发夕死，夕发旦死，为真心痛的证候特征。

1. 临床诊断

（1）左侧胸膺或膻中处突发憋闷而痛，疼痛性质为灼痛、绞痛、刺痛或隐痛、含糊不清的不适感等，疼痛常可窜及肩背、前臂、咽喉、胃脘部等，甚者可沿手少阴、手厥阴经循行部位窜至中指或小指，常兼心悸。

（2）突然发病，时作时止，反复发作。持续时间短暂，一般几秒至数十分钟，经休息或服药后可迅速缓解。

（3）多见于中年以上，常因情志波动、气候变化、多饮暴食、劳累过度等诱发。亦有无明显诱因或安静时发病者。

（4）心电图应列为必备的常规检查，必要时可做动态心电图、标测心电图和心功能测定、运动试验心电图。休息时心电图提示明显心肌缺血，心电图运动试验阳性有助于诊断。若疼痛剧烈，持续时间长，达30分钟以上，含化硝酸甘油片后难以缓解，可见汗出肢冷，面色苍白，唇甲青紫，手足青冷至肘膝关节处，甚至旦发夕死、夕发旦死，相当于急性心肌梗死，常合并心律失常、心功能不全及休克，多为真心痛表现，应配合心电图动态观察及血清酶学、白细胞总数、血沉等检查，以进一步明确诊断。

2. 中医分型

（1）寒凝心脉证：猝然心痛如绞，或心痛彻背，背痛彻心，或感寒痛甚，心悸气短，形寒肢冷，冷汗自出，苔薄白，脉沉紧或促。多因气候骤冷或感寒而发病或加重。

（2）气滞心胸证：心胸满闷不适，隐痛阵发，痛无定处，时欲太息，遇情志不遂时容易诱发或加重，或兼有脘腹胀闷，得嗳气或矢气则舒，苔薄或薄腻，脉细弦。

（3）痰浊痹阻证：胸闷重而心痛轻，形体肥胖，痰多气短，遇阴雨天易发作或加重，伴有倦怠乏力，纳呆便溏，口黏，恶心，咯吐痰涎，苔白腻或白滑，脉滑。

（4）瘀血痹阻证：心胸疼痛剧烈，如刺如绞，痛有定处，甚则心痛彻背，背痛彻心，或痛引肩背，伴有胸闷，日久不愈，可因暴怒而加重，舌质暗红，或紫暗，有瘀斑，舌下瘀筋，苔薄，脉涩或结、代、促。

（5）心气不足证：心胸阵阵隐痛，胸闷气短，动则益甚，心中动悸，倦怠乏力，神疲懒言，面色㿠白，或易出汗，舌质淡红，舌体胖且边有齿痕，苔薄白，脉细缓或结代。

（6）心阴亏损证：心胸疼痛时作，或灼痛，或隐痛，心悸怔忡，五心烦热，口燥咽干，潮热盗汗，舌红少泽，苔薄或剥，脉细数或结代。

（7）心阳不振证：胸闷或心痛较著，气短，心悸怔忡，自汗，动则更甚，神倦怯寒，面色㿠白，四肢欠温或肿胀，舌质淡胖，苔白腻，脉沉细迟。

一、药物外治法

（一）穴位贴敷疗法

处方 230

薤白、全瓜蒌、桂枝、三七各 250g。

【用法】取上药混合打粉以白醋调和，置于心俞、膻中、肾俞、双内关等穴位进行穴位贴敷，每天更换 1 次。合并高血压者予以耳穴压豆（心、神门、降压沟）辅助降压治疗。以上干预周期 10 天为 1 个疗程。

【适应证】痰浊闭阻兼血瘀型胸痹。症见胸闷重而心痛轻，形体肥胖，痰多气短，纳呆便溏，咯吐痰涎，舌质暗红有瘀斑，苔白，脉弦滑。

【注意事项】患者应同时接受西医基础和对症治疗，监测、调节血压，给予阿司匹林、氯吡格雷双联强化抗血小板凝集及稳定斑块、减少心肌耗氧量、改善循环、改善心功能等中成药药物治疗。病情有明显缓解者连续服药并观察。有糖尿病皮肤破溃或皮肤特别敏感者，孕、哺乳期妇女禁用。

【出处】《实用临床护理学电子杂志》2018，3（48）：1-2，24.

处方 231

细辛 10g，川芎 10g，冰片 10g，三七粉 20g。

【用法】取上药共研为细末，混匀，加蜂蜜调成膏状。把调好的中药膏摊在空敷贴的圆圈内，放好备用。进行穴位贴敷的敷贴贴在相应的穴位上 6 小时后取下，第 1 次取穴心俞、膻中、内关，第 2 次取足三里、至阳、虚里，每天交替 1 次，每 7 天为 1 个疗程。

【适应证】心阳不振兼血瘀型胸痹。症见心痛，胸闷气短，心悸自汗，神倦怯寒，面色㿠白，四肢欠温或肿胀，舌质淡暗，苔白，脉沉迟。

【注意事项】操作前先观察患者所选穴位部位是否有皮疹、破溃等情况，如无异常，将所选穴位处用 75% 乙醇消毒，皮肤干燥后贴在相应的穴位上。告知患者贴敷之前应洗澡，衣着宜凉爽，避免过多出汗。穴位贴敷护理时要注意膏药摊制厚薄要均匀，一般以 0.2~0.3cm 为宜，并保持一定的湿度。敷后观察局部及全身情况，若出现红疹、瘙痒、水疱等过敏现象，停止使用，予以对症处理。贴敷期间应避免食用寒凉、过咸的食物，禁忌烟酒、海味、辛辣食物及牛羊肉等。如果敷贴出现脱落、药物渗漏要及时告知，给予更换。

【出处】《当代护士（上旬刊）》2016，10（01）：123-124.

处方 232

穴位止痛贴。

【用法】循经穴位按摩配合穴位止痛贴贴敷膻中、心俞、脾俞、膈俞、肾俞 5 穴。每次取单侧穴位，双侧交替施治。每穴 1 贴，隔日 1 次，外敷 24 小时，7 天为 1 个疗程。

【适应证】气滞心胸兼血瘀型胸痹心痛。症见胸闷不适，隐痛阵发，痛无定处，时欲太息，遇情志不遂时容易诱发或加重，脘腹胀闷，得嗳气或矢气则舒，舌质暗，苔薄黄，脉弦细。

【注意事项】注意调摄精神，避免激动或喜怒忧思无度，保持心情平静、愉快。主动关心患者，使患者及家属对护士充满信任感，鼓励患者主动参与，积极配合治疗和护理。

【出处】《光明中医》2016，15（01）：2234-2236.

处方 233

肉桂 10g，附子 10g，延胡索 20g，细辛 3g，干姜 10g，川芎 15g，红花 10g，丹参 15g，三七 5g。

【用法】先用酒精棉球清洁消毒皮肤，患者平卧。取上药配制好药膏，适量均匀地涂在穴位敷贴上，敷上药膏，用纱布辅料覆盖胶布，妥善固定敷贴 4~6 小时后取下，1~2 次 / 天。取穴分为 3 组，第 1 次取足三里、至阳，第 2 次取虚里、内关,第 3 次取心俞、膻中,每天穴位交替贴敷,连续 3~5 天,观察全身及局部情况,7 天为 1 个疗程。

【适应证】寒凝心脉兼血瘀型胸痹。症见心痛如绞,或心痛彻背,背痛彻心,或感寒痛甚,心悸气短,形寒肢冷,冷汗自出,舌质暗红,有瘀斑,苔薄白,脉沉紧。

【注意事项】敷药后若局部出现红疹、瘙痒、水疱等过敏现象及时停药。

【出处】《内蒙古中医药》2014,5(16):32–33.

处方 234

肉桂 6g,附子 5g,羌活 13g,细辛 3g,花椒 6g,川芎 10g,乳香 10g,没药 15g,丹参 15g,郁金 10g,佛手 9g。

【用法】将上药研为细末,混匀,每次取 3g 加蜂蜜调成膏状,贴敷膻中、两侧内关及两侧心俞穴,用胶布固定,每次贴 6 小时,14 天为 1 个疗程。

【适应证】寒凝心脉兼气滞型胸痹。症见心痛如绞,或心痛彻背,背痛彻心,或感寒痛甚,心悸,胸闷气短,时欲太息,脘腹胀闷,形寒肢冷,冷汗自出,舌质暗红,苔白,脉弦涩。

【注意事项】敷药后若局部出现红疹、瘙痒、水疱等过敏现象及时停药。

【出处】《中国民族民间医药》2014,05(01):69.

(二)滴鼻法

处方 235

心绞痛滴鼻剂。

【用法】当患者心绞痛发作时,立即予心绞痛滴鼻剂(由苏合香、冰片、川芎、山茱萸等组成,山西省中医药研究院生产)滴入鼻孔近外端,每次 2~3 滴。

【适应证】寒凝心脉兼血瘀型胸痹。症见心痛彻背,背痛彻心,感寒痛甚,心悸气短,形寒肢冷,冷汗自出,舌质暗红,有瘀斑,苔薄白,脉沉紧或促。

【出处】《中国中医急症》2007，16（06）：732-733.

二、非药物外治法

（一）耳穴压豆疗法

🥣**处方 236**

耳穴：皮质下、交感、神门、肝、心等。

【操作】使用王不留行籽对所选穴位进行刺激，一只手固定耳廓，另一只手将王不留行籽附于耳穴的相关穴位上，并使用小方块胶布进行固定。埋豆期间，告知患者使用手进行按压。每3天进行1次操作，疗程为15天。

【适应证】瘀血痹阻型胸痹。症见胸痛，胸闷，舌质暗红，苔薄，脉沉。

【注意事项】耳穴压豆期间，应严密观察患者是否出现头晕等不适，同时注意观察患者是否有痛、胀、麻、热等感觉。操作结束后，指导患者取舒适的体位，清理用物，整理床单，做好记录。

【出处】《中国医药指南》2018，19（01）：218.

（二）艾灸疗法

🥣**处方 237**

内关，膻中，心俞。

【操作】用1.2cm×20cm清艾条灸内关（手内侧腕横纹上2寸，两筋之间）、膻中（胸骨中线平第4肋间隙，两乳头连线中点）、心俞（第5胸椎棘突下，旁开1.5寸）各20~30分钟，其中内关穴和心俞穴灸两侧，每天施灸1~2次。

【适应证】寒凝心脉兼血瘀或心阳不振兼血瘀型胸痹。症见心痛彻背，背痛彻心，感寒痛甚，心悸气短，形寒肢冷，冷汗自出，动则更甚，神倦怯寒，面色㿠白，舌质暗红，苔白，脉沉涩。

【注意事项】注意距离，以免烫伤皮肤。

【出处】《中国中医药现代远程教育》2010，8（11）：219.

🍵处方 238

内关、膻中、阴郄、关元、心俞、肾俞等。

【操作】局部皮肤用碘伏消毒，涂少许万花油，并选用优质艾绒制成艾条。医者将左手食、中两指分别放于穴位两侧，右手持点燃的艾条距离穴位 2~3cm 高度进行灸法治疗，20 分钟 / 次，2 次 / 天，1 周为 1 个疗程，治疗 4 个疗程。

【适应证】心阳不振兼血瘀型胸痹。症见心痛彻背，背痛彻心，自汗，神倦怯寒，面色㿠白，舌质暗红，苔白，脉沉。

【注意事项】艾灸时以皮肤出现潮红为度，使患者施灸处有温热感但不感灼痛为宜。

【出处】《世界中西医结合杂志》2019，14（05）：688-691.

（三）艾灸配合刮痧及耳穴压豆疗法

🍵处方 239

艾灸：内关，膻中，心俞，关元，足三里，神阙，巨阙。刮痧：心俞，肺俞，膻中，巨阙，内关，丰隆。耳穴：心，交感，内分泌。

【操作】在常规治疗基础上实施艾灸配合刮痧及耳穴压豆疗法，4 周为 1 个疗程。

（1）艾灸：①选穴：选取内关（腕横纹上 2 寸）、膻中（两乳头连线的中点）、心俞（第 5 胸椎棘突下，旁开 1.5 寸）、关元（身体前正中线，脐中下 3 寸）、足三里（外膝眼下 4 横指、胫骨边缘）、神阙穴（腹中部脐正中央）和巨阙穴（上腹部，前正中线上，当脐中上 6 寸）等穴位。②灸法：患者俯卧，护士以点燃的艾条对准穴位，距皮肤 1.5~3cm 处行温和灸法，以患者感觉施灸处温热、舒适为度，每穴灸 15 分钟，每日上下午各灸 1 次。

（2）刮痧：①选穴：选取足太阳膀胱经的心俞（第 5 胸椎棘突旁开 1.5 寸）和肺俞穴（第 3 胸椎棘突，再往两边 1.5 寸处），可通畅气血；选任脉的膻中和巨阙穴；选手厥阴心包经的内关穴（腕横纹上 2 寸），可通络三焦；选足阳明胃经的丰隆穴（小腿外侧中点），可理气宽胸。②刮法：于刮痧部位涂少量植物油，持刮痧板与皮肤成 45°~90° 角，由上而下、由内向外均匀而持续刮擦局部皮肤，每部位刮 20 次左右或 3~5 分钟，每次刮 8~10 条，每个疗程 4 周。

（3）耳穴压豆：用镊子将粘有王不留行籽的小胶布贴于心、交感、内分泌之耳穴上，以指腹按压出现酸、麻、胀得气感为准，每穴按压 1~3 分钟，每天按压 3~5 次，每 3 天更换 1 次敷贴，两耳交替进行。

【适应证】寒凝心脉兼血瘀或心阳不振兼血瘀型胸痹。症见心痛彻背，背痛彻心，感寒痛甚，心悸气短，形寒肢冷，冷汗自出，动则更甚，神倦怯寒，面色㿠白，舌质暗红，苔白，脉沉涩。

【注意事项】施灸过程中注意观察和询问患者感受，如有不适立刻停止并采取必要治疗措施。刮拭力量视患者情况，先轻后重，缓慢进行，至皮肤出痧即可。每 3~5 天刮痧 1 次，待痧斑退后方可行下一次刮痧治疗。

【出处】《中国继续医学教育》2017，9（22）：248–249.

（四）耳穴压豆配合艾灸疗法

处方 240

耳穴：心，脾，肺。体穴：膻中，脾俞，胃俞，肺俞。

【操作】在耳穴心、脾、肺处贴压王不留行籽。采用温和灸法灸膻中、脾俞、胃俞、肺俞。

【适应证】寒凝心脉兼血瘀或心阳不振兼血瘀型胸痹。症见心痛彻背，背痛彻心，感寒痛甚，心悸气短，形寒肢冷，冷汗自出，动则更甚，神倦怯寒，面色㿠白，舌质暗红，苔白，脉沉涩。

【注意事项】①保持环境安静、空气流通，不宜潮湿。②饮食宜泄浊化痰，忌肥甘厚腻之品，以免损伤脾胃，聚湿成痰加重病情。可食梨、萝卜、绿豆、冬瓜、银杏、枇杷等以化痰泄浊。③中医认为"肥人多痰"，肥胖者要控制能量摄入，劳逸结合，注意锻炼，以减轻体质量，减少痰浊内生。④对咳嗽痰多者，应协助叩背排痰，痰液黏稠不易咳出时，可嘱其多饮水，也可遵医嘱予以雾化吸入。⑤对水肿者，下肢宜抬高 15°~30°，做好皮肤护理，预防压疮的发生。⑥使用利尿剂时，指导患者进食含钾丰富的食物如橙汁、香蕉、土豆、紫菜等。注意观察尿量和体质量变化，必要时记录 24 小时出入量。

【出处】《实用心脑肺血管病杂志》2012，20（08）：1414-1415.

（五）针刺疗法

处方 241

内关，膻中，心俞，厥阴俞，通里。

【操作】根据虚则补之，实则泻之，多施以提插捻转补泻手法，必要时合并使用电针治疗。

【适应证】寒凝心脉兼血瘀型胸痹心痛。症见心痛彻背，背痛彻心，感寒痛甚，心悸气短，形寒肢冷，冷汗自出，舌质暗红，有瘀斑，苔薄白，脉沉紧或促。

【注意事项】针刺治疗的同时，对患者进行全面的健康评估，嘱其戒烟，控制体重、血糖、血脂。同时注重心理干预。

【出处】《中华中医药杂志》2014，29（04）：986-990.

（六）埋线疗法

处方 242

心俞，肝俞，膈俞，足三里，三阴交，丰隆。

【操作】将上述穴位常规消毒，将靓紫线置于埋线针内，垂直皮肤进针，将线埋入穴位。

【适应证】气滞心胸兼痰浊痹阻型胸痹。症见心胸满闷不适，隐痛阵发，痛无定处，时欲太息，遇情志不遂时容易诱发或加重，或兼有脘腹胀闷，形体肥胖，痰多气短，得嗳气或矢气则舒，纳呆便溏，口黏，咯吐痰涎，舌质暗，苔白，脉弦滑。

【注意事项】背俞穴进行埋线时，左手提捏其穴区皮肤，防止因操作不当导致气胸。

【出处】《世界最新医学信息文摘》2019，19（80）：283.

综合评按：胸痹心痛即缺血性心脏病，"痹者，不通也"，"不通则痛"，相当于西医的缺血性心脏病心绞痛，是由于正气亏虚，饮食、情志、寒邪等所引起的以膻中或左胸部发作性憋闷、疼痛为主要临床表现的一种病症。多与寒邪内侵、饮食不当、情志波动、劳倦过度、年老体虚等因素有关。

其病机关键在于外感或内伤引起心脉痹阻，包括寒邪、痰湿、气滞、血瘀等标实证，其病位在心，但与肝、脾、肾三脏功能失调有密切的关系。其临床表现为左侧胸膺或膻中处突发憋闷而痛，疼痛性质为灼痛、绞痛、刺痛或隐痛、含糊不清的不适感等，疼痛常可窜及肩背、前臂、咽喉、胃脘部等，甚者可窜及手少阴、手厥阴经循行部位至中指或小指，常兼心悸。多见于中年以上，常因情志波动、气候变化、多饮暴食、劳累过度等诱发，亦可无明显诱因或安静时发病。轻者偶发短暂轻微的胸部沉闷或隐痛，或为发作性膻中或左胸含糊不清的不适感；重者疼痛剧烈，或呈压榨样绞痛。常伴有心悸，气短，呼吸不畅，甚至喘促、惊恐不安、面色苍白、冷汗自出等。治疗上除了中药汤剂口服外，还可给予穴位贴敷、穴位按摩、耳穴压豆、艾灸、针刺、推拿、滴鼻、刮痧、穴位埋线等中医外治法治疗，临床疗效确切，值得进一步推广。穴位贴敷疗法既可以发挥药物治疗作用，也可以发挥穴位治疗作用，同时可以根据不同证型选择相应的药物和穴位，操作简便，应用灵活。艾灸疗法通过艾条熏蒸不同部位，能够发挥艾的温补作用和穴位的治疗作用。耳穴压豆疗法，经济实惠，操作简单，作用持久，疗效明确，随时随地可以使用。针刺疗法因选穴的不同，可达到不同的治疗作用，疗效确切，但专业性强，必须由专业的针灸医师操作才能达到相应的疗效。穴位埋线疗法、刮痧作用时间持久，但必须在严格的无菌条件下操作，以防发生感染。心绞痛急性发作时，可以给予药物滴鼻治疗。诸多中医外治法，既能有效减少胸痹患者的病情发作，又可以减少药物治疗的不良反应，但须注意，本病须在专业医师评估、指导下进行治疗，不可擅妄治疗，以免延误病情。

第九节　郁证

郁证是由情志因素导致，以气机郁滞为基本病变，临床症状主要表现为情绪抑郁，胸肋满闷胀痛，或喜怒无常，或咽中如有炙脔等。中医学"郁"的概念、治疗理论源于《黄帝内经》，金元时代，开始比较明确地把郁证作为一个独立的病症进行论述。郁证有广义、狭义之分，明代以后，郁证多指情志之郁。其病因错综复杂，发病机制尚不明确，病理改变主要与中枢神经系统、免疫系统及神经内分泌功能有关，可引起人体多系统、多层次的病理反应。

1. 临床诊断

（1）以忧郁不畅，情绪不宁，胸胁胀满疼痛，或易怒易哭，或咽中如有炙脔为主症。多发于青中年女性。

（2）病史：患者大多数有忧愁、焦虑、悲哀、恐惧、愤懑等情志内伤病史。并且病情的反复常与情志因素密切相关。

（3）各系统检查和实验室检查正常，除外器质性疾病。

2. 中医分型

（1）肝气郁结证：精神抑郁，情绪不宁，胸部满闷，胁肋胀痛，痛无定处，脘闷嗳气，不思饮食，大便不调，苔薄腻，脉弦。

（2）气郁化火证：性情急躁易怒，胸胁胀满，口苦而干，或头痛，目赤，耳鸣，或嘈杂吞酸，大便秘结，舌质红，苔黄，脉弦数。

（3）血行瘀滞证：精神抑郁，性情急躁，头痛，失眠，健忘，或胸胁疼痛，或身体某部有发冷或发热感，舌质紫暗，或有瘀点、瘀斑，脉弦或涩。

（4）痰气郁结证：精神抑郁，胸部闷塞，胁肋胀满，咽中如有物梗塞，吞之不下，咯之不出，苔白腻，脉弦滑。

（5）心神惑乱证：精神恍惚，心神不宁，多疑易惊，悲忧善哭，喜怒无常，或时时欠伸，或手舞足蹈，骂詈喊叫，舌质淡，脉弦。

（6）心脾两虚证：多思善疑，头晕神疲，心悸胆怯，失眠，健忘，纳差，面色无华，舌质淡，苔薄白，脉细。

（7）心阴亏虚证：情绪不宁，心悸，健忘，失眠，多梦，五心烦热，盗汗，口咽干燥，舌红少津，脉细数。

（8）肝阴亏虚证：情绪不宁，急躁易怒，眩晕，耳鸣，目干畏光，视物不明，或头痛且胀，面红目赤，舌干红，脉弦细或数。

一、药物外治法

（一）穴位注射疗法

🥣 **处方 243**

维生素 B_1 注射液，维生素 B_{12} 注射液，当归注射液，黄芪注射液。

【用法】注射取穴以背俞穴的心俞、肝俞、脾俞、胃俞、肾俞、三焦俞为主，均取双侧。药用维生素 B_1 注射液 1ml、维生素 B_{12} 注射液 1ml、当归注射液 2ml、黄芪注射液 1ml，混合抽于 5ml 注射器中。患者取坐位或俯卧位，穴位局部常规消毒后用 4~5 号针头垂直刺入，每穴注入 0.5~1ml 药液。以上穴位交替使用，10 次为 1 个疗程，疗程间休息 3 天。

【适应证】气阴两虚型郁证。症见多思善疑，头晕神疲，心悸胆怯，失眠，健忘，纳差，面色无华，或情绪不宁，心悸，健忘，失眠，多梦，五心烦热，盗汗，口咽干燥，舌红少津，脉细数。

【注意事项】在接受治疗期间避免食用刺激性食物，禁烟、酒，保持心情舒畅。合并肝、肾和造血系统等严重原发性疾病及精神病患者、肿瘤患者、妊娠妇女、哺乳期妇女忌用。

【出处】《中国中医药信息杂志》2001，（12）：78.

（二）中药足浴疗法

🥣 **处方 244**

龙齿 10g，夏枯草 30g，夜交藤 30g，桑枝 30g，白芍 15g，桂枝 30g。

【用法】将上药放在水中煮开，在患者睡前 1 小时使用木桶进行足部浸泡，温度控制在 40~50℃，浸泡时间为 30 分钟，在足浴的过程中要注重双脚之间相互揉搓。

【适应证】肝郁化火型郁证。症见性情急躁易怒，胸胁胀满，口苦而干，或头痛，目赤，耳鸣，或嘈杂吞酸，大便秘结，舌质红，苔黄，脉弦数。

【注意事项】在接受治疗期间避免食用刺激性食物，禁烟、酒，保持心情舒畅。合并肝、肾和造血系统等严重原发性疾病及精神病患者、肿瘤患者、妊娠妇女、哺乳期妇女忌用。

【出处】《双足与保健》2019, 28（19）: 15-16.

（三）穴位贴敷疗法

🥣**处方 245**

当归、酸枣仁、夜交藤各 30g，党参、黄芪、白术、木香、茯神各 15g。

【操作】根据子午流注的理论，在巳时（9：00-11：00）、午时（11：00-13：00）、酉时（17：00-19：00）为患者进行敷脐及足心治疗。取合适大小的敷贴，将药物均匀地涂抹至敷贴上，分别贴于足三里、心俞、气海、脾俞、关元、神阙、涌泉等穴位，每日 1 次，每次 6~8 小时，2 周为 1 个疗程，治疗 6 周。

【适应证】心脾两虚型郁证。症见多思善疑，头晕神疲，心悸胆怯，失眠，健忘，纳差，面色无华，舌质淡，苔薄白，脉细。

【注意事项】在接受治疗期间避免食用刺激性食物，禁烟、酒，保持心情舒畅。合并肝、肾和造血系统等严重原发性疾病及精神病患者、肿瘤患者、妊娠妇女、哺乳期妇女忌用。

【出处】《浙江中医杂志》2019, 54（11）: 843.

二、非药物外治法

（一）耳穴压豆疗法

🥣**处方 246**

耳穴：神门，皮质下，心，脾。

【操作】（1）耳穴定位：神门，三角窝后 1/3 的下部，即三角窝 5 区；皮质下，对耳屏内侧面，即对耳屏 4 区；心，耳甲腔正中凹陷处，即耳甲 15 区；脾，耳甲腔的后上部，即耳甲 13 区。

（2）具体操作方法：用 75% 乙醇清洁耳廓皮肤，然后用探棒选穴，并做好标记。用镊子夹取一个粘有王不留行籽的胶布贴在选好的穴位上，进行按压，有酸麻胀感即可。协助患者每日每穴按压 2 次，分别在午睡前 30 分钟和晚上入睡前 30 分钟实施，按压强度以自觉有酸、胀、痛感为宜，每次 1~2 分钟，每 3 天更换另一侧耳廓压豆，双耳交替使用。

【适应证】肝气郁结型郁证。症见精神抑郁，情绪不宁，胸部满闷，胁肋胀痛，痛无定处，脘闷嗳气，不思饮食，大便不调，苔薄腻，脉弦。

【注意事项】在接受治疗期间避免食用刺激性食物，禁烟、酒，保持心情舒畅。合并肝、肾和造血系统等严重原发性疾病及精神病患者、肿瘤患者、妊娠妇女、哺乳期妇女忌用。

【出处】《中医外治杂志》2016，25（01）：6-8.

处方 247

主穴：枕二穴，神门。心脾两虚者取心、脾穴为配穴；肝郁化火者取肝、心穴为配穴；脾胃不和取肝、脾、胃穴为配穴。

【操作】常规消毒局部，王不留行籽使用 75% 乙醇浸泡消毒，用小方块胶布将王不留行籽贴于枕二穴，依次给予捏法、揉法以及搓法，其余各个穴位主次顺序按上述步骤处理。1 次 / 天，连续治疗 19 天。

【适应证】痰气郁结型郁证。症见精神抑郁，胸部闷塞，胁肋胀满，咽中如有物梗塞，吞之不下，咯之不出，苔白腻，脉弦滑。

【注意事项】在接受治疗期间避免食用刺激性食物，禁烟、酒，保持心情舒畅。合并肝、肾和造血系统等严重原发性疾病及精神病患者、肿瘤患者、妊娠妇女、哺乳期妇女忌用。

【出处】《中国医药科学》2018，8（21）：44-46，56.

（二）"动光明"刺疗法

处方 248

百会，背俞穴，合阳，昆仑。

【操作】患者取俯卧位，暴露背部及双下肢，常规消毒针刺部位。首先取双侧昆仑穴，施补法，直刺 0.5 寸。再取双侧合阳穴，施补法，直刺 1 寸。根据患者病情所需，可分别选取脾俞、肾俞、胆俞、肝俞、心俞、膈俞等穴，调节相应脏腑气血，补益偏颇。终取百会穴，将由下激发并上升的阳气引领至头部。若阳气虚甚者，则可选取相应背俞穴配合灸法治疗。治疗同时，嘱患者平静心情，感受阳热之气从双足沿针刺部位依次、缓慢上升至头部。

【适应证】气阴两虚型郁证。症见多思善疑，头晕神疲，心悸胆怯，失眠，健忘，纳差，面色无华，或情绪不宁，心悸，健忘，失眠，多梦，五心烦热，盗汗，口咽干燥，舌红少津，脉细数。

【注意事项】在接受治疗期间避免食用刺激性食物，禁烟、酒，保持心情舒畅。合并肝、肾和造血系统等严重原发性疾病及精神病患者、肿瘤患者、妊娠妇女、哺乳期妇女忌用。

【出处】《环球中医药》2018，11（11）：1706–1708.

（三）针刺疗法

处方 249

大椎，四神聪，上星，鸠尾，悬钟。

【操作】常规消毒针刺部位，大椎呈直角进针 0.5~1.2 寸，得气后行提插捻转 2 分钟，不留针；四神聪分别向百会平刺 0.8~1 寸，得气后捻转 1 分钟，令针感向巅顶部汇聚，留针 30 分钟；上星平刺进针 0.8~1 寸，向后透刺囟会，得气后捻转 1 分钟，令针感向头顶部放射，留针 30 分钟；鸠尾斜向下刺入 0.5~1 寸，得气后捻转留针 30 分钟；悬钟进针 0.8~1.5 寸，得气后行提插捻转 1 分钟，令针感向上传导，留针 30 分钟，每日 1 次。

【适应证】肝阴亏虚型郁证。症见情绪不宁，急躁易怒，眩晕，耳鸣，目干畏光，视物不明，或头痛且胀，面红目赤，舌干红，脉弦细或数。

【注意事项】在接受治疗期间避免食用刺激性食物，禁烟、酒，保持心情舒畅。合并肝、肾和造血系统等严重原发性疾病及精神病患者、肿瘤患者、妊娠妇女、哺乳期妇女忌用。

【出处】《上海针灸杂志》2005，24（10）：9.

处方 250

四关穴（双侧合谷、太冲穴）。

【操作】常规消毒针刺部位，以上穴位均以长为 5.0mm 的毫针直刺 3.3cm，并行大幅度提插、捻转手法，强度以患者能耐受为度。每日 1 次，每次 30 分钟，42 天为 1 个疗程。

【适应证】肝阴亏虚型郁证。症见情绪不宁，急躁易怒，眩晕，耳鸣，目干畏光，视物不明，或头痛且胀，面红目赤，舌干红，脉弦细或数。

【注意事项】在接受治疗期间避免食用刺激性食物，禁烟、酒，保持心情舒畅。合并肝、肾和造血系统等严重原发性疾病及精神病患者、肿瘤患者、妊娠妇女、哺乳期妇女忌用。

【出处】《中国临床康复》2003，18（05）：425.

处方 251

双侧百会、上星、四神聪、神庭、眉冲、头维、五处、内关、心俞、神门、三阴交穴。

【操作】常规消毒针刺部位，上星向神庭平刺，百会向四神聪平刺，各穴针刺以得气为宜。百会、心俞施捻转补法，余穴施平补平泻法。每天针1次，14次为1个疗程，中间休息1天，连续治疗3个疗程。

【适应证】心神惑乱兼肝阴亏虚型郁证。症见精神恍惚，心神不宁，多疑易惊，悲忧善哭，喜怒无常，或时时欠伸，或手舞足蹈，骂詈喊叫，或情绪不宁，急躁易怒，眩晕，耳鸣，目干畏光，视物不明，或头痛且胀，面红目赤，舌干红，脉弦细或数。

【注意事项】在接受治疗期间避免食用刺激性食物，禁烟、酒，保持心情舒畅。合并肝、肾和造血系统等严重原发性疾病及精神病患者、肿瘤患者、妊娠妇女、哺乳期妇女忌用。

【出处】《上海针灸杂志》2004，23（10）：13.

处方 252

头部的顶中线、额中线、额旁1~3线、颞前线及颞后线。

【操作】常规消毒针刺部位，用长40mm针沿皮刺0.5~0.8寸，针用平补平泻法，每隔5分钟捻转1次，每次捻转200转。留针30分钟。每天1次，1个月为1个疗程。

【适应证】肝郁化火型郁证。症见性情急躁易怒，胸胁胀满，口苦而干，或头痛，目赤，耳鸣，或嘈杂吞酸，大便秘结，或情绪不宁，急躁易怒，眩晕，耳鸣，目干畏光，视物不明，或头痛且胀，面红目赤，舌干红，脉弦细或数。

【注意事项】在接受治疗期间避免食用刺激性食物，禁烟、酒，保持心情舒畅。合并肝、肾和造血系统等严重原发性疾病及精神病患者、肿瘤患者、妊娠妇女、哺乳期妇女忌用。

【出处】《针灸临床杂志》1999，15（12）：5.

处方 253

百会，印堂，太冲，合谷。

【操作】常规消毒针刺部位，先针太冲、合谷，后针百会、印堂，得气后行导气法，后接电针治疗仪，频率为 80~90 次 / 分，调至患者感觉舒适，各穴局部皮肤肌肉轻微抽动为度。每日 1 次，每次 30 分钟。

【适应证】气郁化火型郁证。症见性情急躁易怒，胸胁胀满，口苦而干，或头痛，目赤，耳鸣，或嘈杂吞酸，大便秘结，舌质红，苔黄，脉弦数。

【注意事项】在接受治疗期间避免食用刺激性食物，禁烟、酒，保持心情舒畅。合并肝、肾和造血系统等严重原发性疾病及精神病患者、肿瘤患者、妊娠妇女、哺乳期妇女忌用。

【出处】《陕西中医》2018，23（8）：731-732.

处方 254

智三针（双侧本神，神庭），内关，公孙。

【操作】常规消毒针刺部位，智三针以 25mm 长毫针从上往下透刺；内关以 50mm 长针朝外关透刺；公孙向太白透刺。得气后行导气法，使针感向上肢、胸部传导，留针 30 分钟。隔日 1 次，15 次为 1 个疗程，观察 1 个疗程。

【适应证】肝阴亏虚型郁证。症见情绪不宁，急躁易怒，眩晕，耳鸣，目干畏光，视物不明，或头痛且胀，面红目赤，舌干红，脉弦细或数。

【注意事项】在接受治疗期间避免食用刺激性食物，禁烟、酒，保持心情舒畅。合并肝、肾和造血系统等严重原发性疾病及精神病患者、肿瘤患者、妊娠妇女、哺乳期妇女忌用。

【出处】《靳三针疗法治疗中风病随机对照试验性研究的系统评价》李均平，2016 年。

处方 255

神门，三阴交，足三里。肝气郁结型加太冲、合谷；痰湿阻滞型加丰隆、阴陵泉；心脾两虚型加心俞、脾俞。

【操作】常规消毒针刺部位，采用 0.30mm×40mm 毫针，用提插捻转补泻法，留针 30~60 分钟，隔日 1 次，10 分钟行针 1 次，严重者每日 1 次，10 次为 1 个疗程。

【适应证】肝气郁结型或痰湿阻滞型或心脾两虚型郁证。症见多思善疑，头晕神疲，心悸胆怯，失眠，健忘，纳差，面色无华，舌质淡，苔薄白，脉细。或情绪不宁，心悸，健忘，失眠，多梦，五心烦热，盗汗，口咽干燥，舌红少津，脉细数。

【注意事项】在接受治疗期间避免食用刺激性食物，禁烟、酒，保持心情舒畅。合并肝、肾和造血系统等严重原发性疾病及精神病患者、肿瘤患者、妊娠妇女、哺乳期妇女忌用。

【出处】《上海针灸杂志》2000，（06）：30.

处方 256

内关。心脾两虚者加足三里；心肾两虚者加三阴交。

【操作】患者取仰卧位，内关用 0.25mm×40mm 毫针直刺进针 0.5~1 寸，得气后行小幅度捻转平补平泻法，持续 1~2 分钟，同时嘱患者守神，深吸气时用力收腹，每分钟 12~14 次，持续 2 分钟，留针期间腹式呼吸与休息每间隔 2 分钟交替进行，留针 30 分钟，足三里、三阴交采用 0.25mm×40mm 毫针针刺，施提插、捻转补法 1 分钟，留针 30 分钟，隔日治疗 1 次，10 次为 1 个疗程。

【适应证】心脾两虚型或心肾两虚型郁证。症见多思善疑，头晕神疲，心悸胆怯，失眠，健忘，纳差，面色无华，舌质淡，苔薄白，脉细。或情绪不宁，心悸，健忘，失眠，多梦，五心烦热，盗汗，口咽干燥，舌红少津，脉细数。

【注意事项】在接受治疗期间避免食用刺激性食物，禁烟、酒，保持心情舒畅。合并肝、肾和造血系统等严重原发性疾病及精神病患者、肿瘤患者、妊娠妇女、哺乳期妇女忌用。

【出处】《上海针灸杂志》2003,（11）：32.

处方 257

内关，人中，百会，四神聪，合谷（双侧），太冲（双侧）。

【操作】（1）醒神采取大调神法：即取内关、人中、百会、四神聪穴。患者仰卧，皮肤常规消毒，先刺双侧内关穴，直刺 1~1.5 寸，采取捻转提插相结合的泻法，每穴行针 1~2 分钟后留针。继刺人中，针尖向上与皮肤成 45º 角刺入鼻中隔 0.5~1 寸，将针体向同一方向捻转 180º，使肌纤维充分缠绕针体，然后行雀啄手法，至流泪或眼球周围充满泪水为度。百会穴针向前刺，用迎随补法。四神聪采取四穴依次相互透刺，操作时应先斜刺进针至皮下疏松结缔组织，然后徐徐入内，否则引起剧烈的疼痛而使患者拒绝治疗。

（2）开四关：四关，合谷、太冲是也，即取双侧合谷、太冲穴。患者姿势及皮肤消毒同前，两穴均直刺 1~1.5 寸，用捻转泻法，施术 1~2 分钟，然后留针。以上诸穴均留针 30 分钟，留针期间每 10 分钟运针 1 次。每日 1 次，连续治疗 7 次为 1 个疗程，2 个疗程间隔 3 天。

【适应证】气郁化火型或肝阴亏虚型郁证。症见性情急躁易怒，胸胁胀满，口苦而干，或头痛，目赤，耳鸣，或嘈杂吞酸，大便秘结，舌质红，苔黄，脉弦数。或情绪不宁，急躁易怒，眩晕，耳鸣，目干畏光，视物不明，或头痛且胀，面红目赤，舌干红，脉弦细或数。

【注意事项】在接受治疗期间避免食用刺激性食物，禁烟、酒，保持心情舒畅。合并肝、肾和造血系统等严重原发性疾病及精神病患者、肿瘤患者、妊娠妇女、哺乳期妇女忌用。

【出处】《四川中医》2003,（09）：84-85.

处方 258

内关，人中，百会，神门，太冲，期门。失眠加神门、三阴交；头晕头痛加风池、合谷；思维迟钝、健忘加四神聪、足三里；背腰肢体僵硬加华佗夹脊穴、肾俞。

【操作】针刺双侧内关穴，进针 1~1.5 寸，施捻转、提插泻法；人中穴向鼻中隔方向针刺 0.3~0.5 寸，用雀啄泻法，至眼球湿润或流泪为度；百会穴，沿头皮针刺 0.5~1 寸，施捻转补法；双侧太冲穴，直刺 0.5~1 寸，施泻法；期门穴，斜刺 0.5~0.8 寸，施泻法。随症取穴均以补虚泻实为原则，施以针刺手法，留针 20 分钟。隔日针刺 1 次，10 次为 1 个疗程。

【适应证】气郁化火型或肝阴亏虚型郁证。症见性情急躁易怒，胸胁胀满，口苦而干，或头痛，目赤，耳鸣，或嘈杂吞酸，大便秘结，舌质红，苔黄，脉弦数。或情绪不宁，急躁易怒，眩晕，耳鸣，目干畏光，视物不明，或头痛且胀，面红目赤，舌干红，脉弦细或数。

【注意事项】在接受治疗期间避免食用刺激性食物，禁烟、酒，保持心情舒畅。合并肝、肾和造血系统等严重原发性疾病及精神病患者、肿瘤患者、妊娠妇女、哺乳期妇女忌用。

【出处】《中国社区医师》2008，（10）：51.

处方 259

百会，印堂，神庭，内关，太冲。肝气郁结配肝俞、三阴交、膻中；气郁化火配风池、肝俞、大陵；忧郁伤神配三阴交、足三里、心俞；心脾两虚配三阴交、足三里、脾俞；阴虚火旺配太溪、三阴交、肝俞；气滞痰郁配丰隆、膻中、天突。

【操作】毫针针刺，百会穴逆督脉循行方向平刺 0.5~1.0 寸，神庭平刺 0.5~1.0 寸，印堂正对鼻尖平刺 0.3~0.5 寸，内关直刺 1 寸，太冲直刺 0.5 寸，内关、太冲行捻转泻法，其余各穴依照"虚则补之，实则泻之"的原则，在得气的基础上施以捻转补泻，留针 20~30 分钟，1 次 / 天，10 次为 1 个疗程，治疗 3~4 个疗程。

【适应证】气郁化火型或肝阴亏虚型郁证。症见性情急躁易怒，胸胁胀满，口苦而干，或头痛，目赤，耳鸣，或嘈杂吞酸，大便秘结，舌质红，苔黄，脉弦数。或情绪不宁，急躁易怒，眩晕，耳鸣，目干畏光，视物不明，或头痛且胀，面红目赤，舌干红，脉弦细或数。

【注意事项】在接受治疗期间避免食用刺激性食物，禁烟、酒，保持心情舒畅。合并肝、肾和造血系统等严重原发性疾病及精神病患者、肿瘤患者、妊娠妇女、哺乳期妇女忌用。

【出处】《中国临床康复》2005，（20）：217.

处方 260

列缺，照海，内关，公孙。

【操作】皮肤常规消毒，针刺左列缺、右照海、右内关、左公孙，毫针直刺，细细捻转，至患者有局部酸麻胀感为度。采用平补平泻法捻针各 1 分钟，留针 30 分钟。第 2 次选用对侧穴位。双侧穴位交替使用，每周 3 次，连续治疗 8 周。

【适应证】心阴亏虚型郁证。症见情绪不宁，心悸，健忘，失眠，多梦，五心烦热，盗汗，口咽干燥，舌红少津，脉细数。

【注意事项】在接受治疗期间避免食用刺激性食物，禁烟、酒，保持心情舒畅。合并肝、肾和造血系统等严重原发性疾病及精神病患者、肿瘤患者、妊娠妇女、哺乳期妇女忌用。

【出处】《中国老年学杂志》2015，35（14）：3977-3979.

处方 261

百会，四神聪，上星，印堂，双侧太阳、风池、内关、合谷、足三里、三阴交、太冲。

【操作】穴位常规消毒后，百会、上星、四神聪、印堂选取直径为 0.25mm、长度为 25mm 的华佗牌毫针平刺，施以小幅度捻转补法；双侧太阳选取直刺；双侧合谷直刺并施以提插捻转泻法；双侧风池选取直径为 0.2mm、长度为 40mm 的毫针向下颌方向斜刺，施以小幅度捻转补法；双侧内关向外关穴方向透刺；双侧足三里、三阴交直刺，施以平补平泻法，以局部酸沉及针感向下传导为度；双侧太冲穴向涌泉穴方向透刺，施以捻转泻法。以上穴位均得气后留针 40 分钟，20 分钟行针 1 次，1 天 1 次。治疗 10 天为 1 个疗程，每个疗程间隔 2 天。

【适应证】心脾两虚型或肝阴亏虚型郁证。症见多思善疑，头晕神疲，心悸胆怯，失眠，健忘，纳差，面色无华，舌质淡，苔薄白，脉细。或情绪不宁，急躁易怒，眩晕，耳鸣，目干畏光，视物不明，或头痛且胀，面红目赤，舌干红，脉弦细或数。

【注意事项】在接受治疗期间避免食用刺激性食物，禁烟、酒，保持心情舒畅。合并肝、肾和造血系统等严重原发性疾病及精神病患者、肿瘤患者、妊娠妇女、哺乳期妇女忌用。

【出处】《中医研究》2018，31（09）：16-17.

（四）眼针疗法

处方 262

肝区，肾区，心区，脾区，上焦区，下焦区。

【操作】采取眶外横刺法，在距离眼眶内源 2mm 的眼眶上，从穴区一侧刺向另一侧，保持针体在皮下穴区内，留针 15 分钟。

【适应证】心脾两虚型郁证。症见多思善疑，头晕神疲，心悸胆怯，失眠，健忘，纳差，面色无华，舌质淡，苔薄白，脉细。

【注意事项】在接受治疗期间避免食用刺激性食物，禁烟、酒，保持心情舒畅。合并肝、肾和造血系统等严重原发性疾病及精神病患者、肿瘤患者、妊娠妇女、哺乳期妇女忌用。

【出处】《眼针疗法治疗肝肾亏虚心神不安型脑卒中后焦虑障碍疗效观察》冯惠群，2013。

（五）腹针疗法

处方 263

引气归元（中脘、下脘、气海、关元），气穴（双侧），气旁（双侧）。

【操作】引气归元均深刺，气穴、气旁均中刺，留针 30 分钟。针刺完毕后行鼻子深呼吸 6 次，休息 1 分钟再深呼吸 6 次，直到出针。

【适应证】肝气郁结型郁证。症见精神抑郁，情绪不宁，胸部满闷，胁肋胀痛，痛无定处，脘闷嗳气，不思饮食，大便不调，苔薄腻，脉弦。

【注意事项】在接受治疗期间避免食用刺激性食物，禁烟、酒，保持心情舒畅。合并肝、肾和造血系统等严重原发性疾病及精神病患者、肿瘤患者、妊娠妇女、哺乳期妇女忌用。

【出处】《广州中医药大学学报》2008，（05）：21.

处方 264

中脘，下脘，气海，关元。配穴取阴都（双侧）、商曲（双侧）、滑肉门（双侧）、太乙（双侧）、外陵（双侧）、大横（双侧）、气旁（双侧）、气穴（双侧）、关元下。

【操作】给予腹针引气归元法（即针刺中脘、下脘、气海、关元），每日针 1 次，留针 30 分钟，行腹针手法三部法，即候气、行气、催气法，治疗 60 次为 1 个疗程。

【适应证】心脾两虚型郁证。症见多思善疑，头晕神疲，心悸胆怯，失眠，健忘，纳差，面色无华，舌质淡，苔薄白，脉细。

【注意事项】在接受治疗期间避免食用刺激性食物，禁烟、酒，保持心情舒畅。合并肝、肾和造血系统等严重原发性疾病及精神病患者、肿瘤患者、妊娠妇女、哺乳期妇女忌用。

【出处】《上海针灸杂志》2005，（03）：22.

处方 265

中脘，下脘，气海，关元，双侧滑肉门、外陵、大横。

【操作】取仰卧位，用 75% 乙醇常规消毒针刺部位。以上各穴均为直刺，其深度为穿过皮下，位于脂肪层，在肌层之上。快进针，只捻转，不提插，无须得气的感觉。留针 3 分钟，隔日重复 1 次，共 21 次。

【适应证】痰气郁结型郁证。症见精神抑郁，胸部闷塞，胁肋胀满，咽中如有物梗塞，吞之不下，咯之不出，苔白腻，脉弦滑。

【注意事项】在接受治疗期间避免食用刺激性食物，禁烟、酒，保持心情舒畅。合并肝、肾和造血系统等严重原发性疾病及精神病患者、肿瘤患者、妊娠妇女、哺乳期妇女忌用。

【出处】《中华中医药学刊》2007，（09）：1888–1891.

（六）芒针疗法

处方 266

巨阙，中脘，水分，三阴交。配穴：百会，四神聪，率谷，风池，耳穴神门、内分泌。肝气郁结加阳陵泉、三阴交；心脾两虚加足三里、丰隆、内关、通里；肝肾阴虚加太溪、三阴交。

【操作】嘱患者取仰卧位，腹部放松，呼吸自如，取上述主穴，用 6 寸芒针轻捻缓进，深度为 3~5 寸，针感为局部酸胀并向胸及两胁或小腹放散，气至病所即可出针，急按针孔约 1 分钟。针巨阙、中脘时患者空腹，双臂上举，针时避开腹白线，刺入后勿反复上下提插，防刺入时损伤肝脏或针尖刺伤胃壁将胃内容物引至腹腔引起腹膜炎。百会、四神聪直刺 0.3~0.5 寸，施小幅度高频率捻转补法，以局部酸胀为度；风池向对侧眼区进针 1.5~2 寸，使头部有清凉感；率谷捻转泻法进针沿皮刺入 0.5 寸，耳神门、内分泌进针 0.1~0.2 寸，施平补平泻法。每日 1 次，10 次为 1 个疗程，均治疗 1~3 个疗程，疗程间休息 2~3 天。

【适应证】肝气郁结型郁证。症见精神抑郁，情绪不宁，胸部满闷，胁肋胀痛，痛无定处，脘闷嗳气，不思饮食，大便不调，苔薄腻，脉弦。

【注意事项】在接受治疗期间避免食用刺激性食物，禁烟、酒，保持心情舒畅。合并肝、肾和造血系统等严重原发性疾病及精神病患者、肿瘤患者、妊娠妇女、哺乳期妇女忌用。

【出处】《中医药学刊》2003，（09）：1567–1568.

（七）头部透穴疗法

处方 267

悬颅透悬厘，脑户透强间，头临泣透阳白，率谷透曲鬓，神庭透印堂。

【操作】患者取坐位，毫针针身与头皮呈 30° 角刺入帽状腱膜下层，各穴进针深度为 40~50mm，施以快速小幅度捻转，每分钟 200 转，每穴行针约 1 分钟，留针 40 分钟，每日 1 次，10 天为 1 个疗程，共治疗 3 个疗程。

【适应证】肝阴亏虚型郁证。症见性情急躁易怒，胸胁胀满，口苦而干，或头痛，目赤，耳鸣，眩晕，目干畏光，视物不明，或头痛且胀，面红目赤，舌干红，脉弦细或数。

【注意事项】在接受治疗期间避免食用刺激性食物，禁烟、酒，保持心情舒畅。合并肝、肾和造血系统等严重原发性疾病及精神病患者、肿瘤患者、妊娠妇女、哺乳期妇女忌用。

【出处】《黑龙江中医药》2014，43（05）：54–55.

处方 268

神庭透印堂，悬颅透悬厘，脑户透强间，头临泣透阳白，率谷透曲鬓，内关，神门，合谷，足三里，三阴交，太冲。

【操作】患者先取仰卧位，头部和肢体皮肤常规消毒。神庭透印堂：由神庭呈 30º 角刺向印堂；率谷透曲鬓：由率骨呈 30º 角透向曲鬓；悬颅透悬厘：由悬颅呈 30º 角刺向悬厘；脑户透强间：脑户呈 30º 角刺向强间；头临泣透阳白：由头临泣呈 30º 角刺向阳白。以上穴位进针 1.5 寸，捻转使其得气，以 200 转 / 分速度行针 1 分钟，得气后取较强针感，留针 40 分钟。每日 1 次，10 次为 1 个疗程。连续治疗 3 个疗程。

【适应证】肝阴亏虚型郁证。症见情绪不宁，急躁易怒，眩晕，耳鸣，目干畏光，视物不明，或头痛且胀，面红目赤，舌干红，脉弦细或数。

【注意事项】在接受治疗期间避免食用刺激性食物，禁烟、酒，保持心情舒畅。合并肝、肾和造血系统等严重原发性疾病及精神病患者、肿瘤患者、妊娠妇女、哺乳期妇女忌用。

【出处】《头部透穴法结合普通针刺治疗肝气郁结型郁证的临床研究》杨秀花，2013。

（八）EFT 疗法

处方 269

攒竹，瞳子髎，人中。

【操作】①向患者分发讲解穴位图，讲解 EFT 疗法如何配合及操作。②使患者回想内心最痛苦的事件，让患者主观评估负性情绪。③固定句式为："我虽然存在某某问题，但我依然深深的爱并接受我自己"，重复 3~5 遍。④轻敲各穴位，患者并拢中指和食指，依次轻敲攒竹、瞳子髎、人中等穴位，敲打各穴位时仍要反复默念固定语句，敲击 3~5 轮，20~30 分钟 / 次，午餐后 1 小时和睡前各 1 次，1 个疗程为 4 周。

【适应证】气郁化火型郁证。症见性情急躁易怒，胸胁胀满，口苦而干，或头痛，目赤，耳鸣，或嘈杂吞酸，大便秘结，舌质红，苔黄，脉弦数。

【注意事项】在接受治疗期间避免食用刺激性食物，禁烟、酒，保持心

情舒畅。合并肝、肾和造血系统等严重原发性疾病及精神病患者、肿瘤患者、妊娠妇女、哺乳期妇女忌用。

【出处】《光明中医》2019，34（18）：2873-2875.

处方 270

眉心两侧，眼睛两侧，眼下，人中，下颌，锁骨下方，腋窝下方，大拇指，食指，中指，小拇指。

【操作】让患者朗读自己的情绪宣言，同时以手掌轻柔拍打能量点，包括眉心两侧、眼睛两侧、眼下、人中、下颌、锁骨下方、腋窝下方、大拇指、食指、中指、小拇指。宣言结束后让患者做以下动作：①闭眼休息几秒。②保持头部不动睁眼向右下看。③保持头部不动向左下看。④转动眼球，顺时针、逆时针各1圈。⑤轻松哼唱歌曲。⑥快速数数1~5。⑦再哼唱2秒。1次/天，随患者情绪强度逐渐修改宣言。

【适应证】肝气郁结型郁证。症见精神抑郁，情绪不宁，胸部满闷，胁肋胀痛，痛无定处，脘闷嗳气，不思饮食，大便不调，苔薄腻，脉弦。

【注意事项】在接受治疗期间避免食用刺激性食物，禁烟、酒，保持心情舒畅。合并肝、肾和造血系统等严重原发性疾病及精神病患者、肿瘤患者、妊娠妇女、哺乳期妇女忌用。

【出处】《中外医学研究》2020，18（02）：152-154.

（九）经穴推拿疗法

处方 271

内关，神门，膻中，人中，印堂，涌泉，百会。

【操作】①开天门24次，分推坎宫24次，拿五经5次，双拇指自上而下按揉背部足太阳膀胱经第一次侧线穴位5次，手法宜轻柔和缓。②取内关、神门、膻中、人中、印堂、涌泉，每穴依次用指按揉法各按揉2分钟。③在百会穴用拇指按揉法操作5分钟，以有轻微酸胀感为度。每天1次，10次为1个疗程。

【适应证】肝气郁结型或气郁化火型郁证。症见精神抑郁，情绪不宁，胸部满闷，胁肋胀痛，痛无定处，脘闷嗳气，不思饮食，或性情急躁易怒，胸胁胀满，口苦而干，或头痛，目赤，耳鸣，或嘈杂吞酸，大便秘结，舌质红，苔黄，脉弦数。

【注意事项】在接受治疗期间避免食用刺激性食物，禁烟、酒，保持心情舒畅。合并肝、肾和造血系统等严重原发性疾病及精神病患者、肿瘤患者、妊娠妇女、哺乳期妇女忌用。

【出处】《云南中医中药杂志》2002，（05）：13.

（十）浅针疗法

处方 272

印堂，百会。

【操作】患者取仰卧位，常规消毒后，用浅针治疗。浅针的具体操作如下。①左手拇指指甲切于穴上，横竖各一切，成"+"形甲痕。②右手食、中两指夹持针柄，右拇指指末节轻顶住针柄顶端。将针尖轻放在爪切之"+"甲痕上。③右拇指轻按针顶，右中指甲搔爬针柄。搔爬的方向为从针柄下端，搔向顶端。这样，终而复始，下而复上地连续搔爬9次。根据病情，可加倍搔爬次数，一般取9倍（即81次），疗程为2个月。

【适应证】气郁化火型或肝阴亏虚型郁证。症见性情急躁易怒，胸胁胀满，口苦而干，或头痛，目赤，耳鸣，或嘈杂吞酸，大便秘结，或眩晕，目干畏光，视物不明，或头痛且胀，面红目赤，舌干红，脉弦细或数。

【注意事项】在接受治疗期间避免食用刺激性食物，禁烟、酒，保持心情舒畅。合并肝、肾和造血系统等严重原发性疾病及精神病患者、肿瘤患者、妊娠妇女、哺乳期妇女忌用。

【出处】《海峡药学》2016，28（12）：220–221.

（十一）走罐疗法

处方 273

背俞穴。

【操作】第一步：闪罐。患者取俯卧位，肩部放平。用止血钳或镊子等夹住95%乙醇棉球，一手握罐体，罐口朝下，将棉球点燃后立即伸入罐内摇晃数圈随即退出，速将罐扣于背俞穴上，随后用腕力取下，反复操作，由上至下，至皮肤潮红时止。闪罐的目的在于打开浮络，激发经气，以便后续操作。

第二步：走罐。①纵向走罐：走罐方向平行于脊柱。在皮肤表面沿督脉走行区域和玻璃罐口涂上少许石蜡油。先用闪火法把罐吸拔在大椎穴处，向下沿督脉至腰俞，达尾椎，上下推拉数次。将玻璃罐从督脉旋转至膀胱经，上达肺俞，下抵秩边，上下推拉。②横向走罐：走罐方向垂直于脊柱。将玻璃罐依次旋至肺俞穴、心俞穴、膈俞穴、肝俞穴、脾俞穴、肾俞穴，在垂直于脊柱的方向上进行横向推拉，最终使患者背部形成网状罐印。吸拔力以推拉顺手、患者疼痛能忍为度，观察走罐部位皮肤充血情况，颜色变为紫红色尤以局部出现紫色（血瘀）为佳。

第三步：着罐。若患者罐印较深，为紫红色，或局部出现紫色瘀血则不必再行着罐。若因患者精神紧张或耐受度低，背部颜色为红色或浅红色，则可在五脏俞穴、膈俞穴再行留罐 3~5 分钟以加强刺激。

起罐后将石蜡油擦净。走罐法 6 周为 1 个疗程，每周 2 次。

【适应证】心脾两虚或心阴亏虚型郁证。症见多思善疑，头晕神疲，心悸胆怯，失眠，健忘，纳差，面色无华，舌质淡，苔薄白，脉细。或情绪不宁，心悸，健忘，失眠，多梦，五心烦热，盗汗，口咽干燥，舌红少津，脉细数。

【注意事项】①施术部位应皮肤完整、健康，若局部破损、有皮疹等不宜走罐。②推拉力度应以患者可以耐受为度，避免过轻、过重，切忌使用蛮力。③推拉过程中应垂直于施术部位适度将罐体下压，以增加走罐力度，同时减少局部皮肤因拔起而产生的摩擦。④过度劳累、饱餐饥饿状态、大汗时不宜施用走罐疗法。⑤合并冠心病、高血压等基础疾病，且病情严重者不宜施用走罐疗法。⑥孕妇禁用走罐疗法。

【出处】《北京中医药》2016，35（04）：355–357.

（十二）中医五行音乐疗法

处方 274

徵调（心）音乐，宫调（脾）音乐。

【操作】根据五音疗法的理论给予患者徵调（心）音乐，宫调（脾）音乐，再根据患者不同的学历给予适当的音乐（宫调音乐的选择：大学及以上选择《百鸟朝凤》《汉宫秋月》《花好月圆》《金蛇狂舞》，高中学历的患者给予《新疆之春》《红军哥哥回来了》，初中及以下的患者给予《浏阳河》；微调音乐的选择：大学及以上的患者给予《良宵》《秋湖月夜》《闲居吟》《二泉映月》，高中学历患者给予《军港之夜》《草原之夜》，初中及以下选择《马兰花开》《月儿高》）。中医五行音乐疗法一定要在相对安静和免打扰的环境中进行，每日进行 1 次，每次持续 30 分钟，1 周 5 次，治疗周期为 6 周。

【适应证】心脾两虚型或心阴亏虚型郁证。症见多思善疑，头晕神疲，心悸胆怯，失眠，健忘，纳差，面色无华，舌质淡，苔薄白，脉细。或情绪不宁，心悸，健忘，失眠，多梦，五心烦热，盗汗，口咽干燥，舌红少津，脉细数。

【注意事项】在接受治疗期间避免食用刺激性食物，禁烟、酒，保持心情舒畅。

【出处】《浙江中医杂志》2019，54（11）：843.

（十三）穴位埋线法

🥣处方 275

肾俞，肝俞，心俞，脾俞，三阴交，命门，关元。

【操作】患者俯卧取穴区，碘伏消毒，选取可吸收性外科缝线，取长约 1cm 穿入 7 号无菌注射针内，0.3mm×50mm 平头针灸针从注射针后部抵住线，针头刺入穴位，肝俞、心俞、脾俞向脊柱方向斜刺，肾俞、三阴交、命门、关元直刺，针刺 15~20mm，使局部产生酸胀感，用针芯将线推入穴位后缓慢退针，再以棉球按压针孔防止出血，10 天 1 次，6 次为 1 个疗程。

【适应证】心脾两虚型或心阴亏虚型郁证。症见多思善疑，头晕神疲，心悸胆怯，失眠，健忘，纳差，面色无华，或情绪不宁，心悸，健忘，失眠，多梦，五心烦热，盗汗，口咽干燥，舌红少津，或情绪不宁，急躁易怒，眩晕，耳鸣，目干畏光，视物不明，或头痛且胀，面红目赤，舌干红，脉弦细或数。

【注意事项】在接受治疗期间避免食用刺激性食物，禁烟、酒，保持心情舒畅。合并肝、肾和造血系统等严重原发性疾病及精神病患者、肿瘤患者、妊娠妇女、哺乳期妇女忌用。

【出处】《内蒙古中医药》2015，34（12）：60-61.

综合评按： 郁证是由情志不舒，气机郁滞所致，以心情抑郁、情绪不宁、胸部满闷、胁肋胀痛，或喜怒易哭，或咽中如有异物梗塞等症为主要临床表现。根据郁证的临床表现，主要见于西医学中的神经衰弱、癔症及焦虑症等，也见于更年期综合征及反应性精神病。《丹溪心法·六郁》载："气血冲和，万病不生，一有怫郁，诸病生焉。故人身诸病，多生于郁。"随着生活节奏加快，社会生活压力增大，郁证发病人群越来越广泛，寻找治疗郁证的有效方法成为医学研究中的重要课题。西医对这类疾病大体采用各类抗抑郁、抗焦虑类药物，通过调节中枢神经递质间接缓解抑郁、焦虑症状。然而，长期口服抗抑郁类药物的副作用以及患者自身精神心理障碍得不到有效改善常使得病情反复，临床疗效不确切。中医论郁由来已久，自古重视心身同治，形神并调，在诊治精神心理以及心身问题方面发挥独有优势。多项临床研究发现，中医外治法治疗郁证取得了一定的进展，其具备简、便、廉、验的特点，且能增强患者治疗的依从性和信心，值得进一步推广。

第十节　汗证

汗证，西医学称之为多汗证，是由于交感神经过度兴奋引起汗液过多分泌的一种疾病。患者通常会在无明显原因的情况下出现不同程度的流汗，浸透衣物、鞋袜，在精神紧张、情绪激动、气候炎热时加剧，极大地影响了患者的生活质量及工作。同时，出汗过多使得患者感染其他皮肤病如湿疹、手足癣、跖疣等风险增加。

1. 临床诊断

汗多因外感而致，且以风、热、湿三邪为著，其病机涉及营卫不和、里热炽盛、少阳枢机不利、湿热郁蒸、阳虚汗漏、阳气暴脱等。汗证与五脏亦密不可分。《黄帝内经》言"汗为心之液"，另有"血汗同源"之说。肝主疏泄，水液代谢也受肝的疏泄功能调节，且肝藏血，为血海，血汗同源，由此调控汗液。脾胃运化之水谷精微所化生的津液是汗的生成之源。肺主宣发，宣发卫气于皮毛肌腠，以温分肉，充皮肤，肥腠理，司开阖，将水液代谢后的津液化为汗液,并控制和调节其排泄。肾主水,主司和调节全身水液代谢。任何可引起心失所养、肝失疏泄、脾失健运、肺失宣降、肾失封藏的异常因素,皆可致汗出异常。

2. 中医分型

(1)肺卫不固证:汗出恶风,稍劳汗出尤甚,易于感冒,体倦乏力,面色少华,脉细弱,苔薄白。

(2)营卫不和证:汗出恶风,周身酸楚,时寒时热,或表现为半身、某局部出汗,苔薄白,脉缓。

(3)心血不足证:自汗或盗汗,心悸少寐,神疲气短,面色无华,舌质淡,脉细。

(4)阴虚火旺证:夜寐盗汗或自汗,五心烦热,或兼午后潮热,两颧色红,口渴,舌红少苔,脉细数。

(5)邪热郁蒸证:蒸蒸汗出,汗液易使衣服黄染,面赤烘热,烦躁,口苦,小便色黄,舌苔薄黄,脉象弦数。

一、药物外治法

(一)药物外洗法

处方 276

浮小麦 60g。

【用法】在中药汤剂内服、运动指导、饮食护理、皮肤护理的基础上加用浮小麦水煎液擦浴。浮小麦水煎液配制方法:将 60g 浮小麦加入 2500ml 冷水中煎煮,按小儿体重 15kg 的标准,若体重增加 2kg,则多加入 20g 浮小麦与 500ml 冷水(不足 2kg 按 2kg 计算)。水沸后开始计时,20 分钟后去渣留汁。将浮小麦水煎液冷却至 40℃~45℃,给小儿擦浴 10 分钟。每天 1 次,连续用 7 天。

【适应证】肺卫不固兼心血不足型汗证(小儿多见)。症见汗出恶风,稍劳汗出尤甚,易于感冒,体倦乏力,心悸少寐,气短,面色少华,舌质红,脉细弱,苔薄白。

【注意事项】患儿取舒适仰卧位。操作者将小毛巾浸入浮小麦水煎液中,拧至半干,以离心方向轻轻擦拭,每侧擦拭毕用大毛巾擦干。擦浴的顺序是先上肢，再擦拭胸腹、腰背部，最后擦拭下肢。操作中密切关注患儿的反应，做好记录。

【出处】《护理研究》2018，32（07）：1137-1139.

（二）穴位贴敷疗法

处方 277

牡蛎、五倍子、郁金各等份。

【用法】将上药焙焦研成细末，取药粉 10g，以洁净的医用纱布将药粉双层包裹成团，并用细线把口扎紧，装入密封的瓶子中备用。每次取药团 1 个，先用 5% 月桂氮卓酮溶液润湿，然后压成药饼，制作牡倍散，置于神阙穴，外用胶布固定。后揭去药饼，休息 1 天，再贴第 2 次，连续贴敷 4 次为 1 个疗程。

【适应证】肺卫不固兼营卫不和型汗证。症见汗出恶风，稍劳汗出尤甚，周身酸楚，时寒时热，易于感冒，体倦乏力，面色少华，舌质淡红，脉弱，苔薄白。

【注意事项】应积极锻炼身体，劳逸结合，起居有常，多晒太阳，从而达到营卫调和、腠理固密的目的，若汗出过多，要及时揩干，更换衣服，避开虚邪贼风。

【出处】《中医外治杂志》2009，18（06）：25.

处方 278

五倍子 45g，麻黄根 15g，龙骨 15g，煅牡蛎 15g。

【用法】将上药共研细末，制作五倍敛汗散，先将脐部用温水洗净擦干，然后取散剂 10g，用适量食醋调拌，捏成圆形药饼，紧贴脐部神阙穴，外用胶布固定，24 小时换药 1 次，5 天为 1 个疗程。

【适应证】肺卫不固兼营卫不和型汗证。症见汗出恶风，稍劳汗出尤甚，周身酸楚，时寒时热，易于感冒，体倦乏力，面色少华，舌质淡红，脉弱，苔薄白。

【注意事项】注意观察局部皮肤有无水肿、皮疹、瘙痒等不良反应。

【出处】《实用中医药杂志》2013，29（10）：851.

处方 279

敛汗散。

【用法】采用敛汗散 1、2、3 号方。敛汗散 1 号方采用五味子与五倍子 1∶1 配比，益气敛肺，生津滋肾，适用于气阴两虚为主的患者；2 号方采用五味子与五倍子 1∶2 配比，清肺降火，敛肺止汗，适用于阴虚内热为主的患者；3 号方采用五味子与五倍子 2∶1 配比，益气生津，收敛止汗，适用于气虚不敛为主的患者。将五味子、五倍子分别混匀后研末，过 500 目筛，陈醋调丸状，晚睡前敷神阙穴，外用医用胶布固定，晨起后取下，1 天 1 次，3 次为 1 个疗程，共治疗 2 个疗程。

【适应证】气阴两虚型汗证。症见自汗或盗汗，伴气短乏力或五心烦热，舌质淡或红，苔薄白或少苔，脉细弱。

【注意事项】注意观察局部反应，如有过敏立即停用。

【出处】《云南中医中药杂志》2012，10：51–52.

处方 280

麻黄根，五倍子，郁金。

【用法】麻黄根、五倍子、郁金按 1∶1∶2 比例共研细末，过 120 目筛后装瓶备用，用药前将双侧乳中穴及乳晕部擦洗干净，取止汗药末约 3g，加入适量蜂蜜调成止汗膏，以食指将调好的止汗膏剂由乳中向乳晕部外涂，涂毕，在止汗膏上覆盖辅料，以胶布固定，24 小时揭去，不愈者更换新药膏，3 天为 1 个疗程。

【适应证】肺卫不固兼心血不足型汗证。症见汗出恶风，稍劳汗出尤甚，心悸少寐，神疲气短，面色无华，舌质红，苔薄白，脉细。

【注意事项】注意观察局部皮肤反应，若出现皮疹、瘙痒等则暂停使用。

【出处】《中医外治杂志》1995，16（03）：21–22.

（三）穴位贴敷联合中频离子导入法

处方 281

五味子、五倍子、枯矾等量。

【用法】将五味子、五倍子、枯矾 3 味中药粉碎，过筛（80 目），分装（30 克/袋），备用，用温水先将患儿脐部洗净，用洁净的纱布擦干，然后用适量温水调成团状，取大约 3g 敷于患者神厥穴，用纱布敷于脐上，予 HY-D 型电脑中频药物导入治疗仪治疗 20 分钟，然后继续贴敷，总共贴敷时间：1 岁以下患儿贴敷 0.5 小时，1~2 岁患儿贴敷 1 小时，2 岁以上患儿贴敷 2 小时。每日 1 次，7 天为 1 个疗程。

【适应证】肺卫不足兼阴虚火旺型汗证。症见汗出恶风，稍劳汗出尤甚，夜寐盗汗或自汗，五心烦热，或兼午后潮热，两颧色红，体倦乏力，面色少华，脉细弱，舌红少苔，苔薄白，脉细数。

【注意事项】①环境：关好门窗，避免对流风直接吹在患儿身上。②事先与患儿和家属做好沟通，取得配合。注意腹部保暖，冬春季节气温较低时先将止汗散按要求配制好，置于保温瓶或蒸锅内保温，待需要用时取出，注意温度，防烫伤。③物品准备：根据患儿年龄大小，裁剪大小合适的纱布敷料。④交代贴敷时间，防止时间过长引起皮肤不适，贴敷结束后用温毛巾清洁脐周皮肤。⑤做好健康宣教，避风寒，及时更换汗湿衣服，防止复感。饮食宜清淡易消化，可根据证型予具体饮食指导，如多进食梨汁、藕汁、金银花茶等。⑥禁忌证：急性传染病、高热、热性病早期、严重心脏病、急腹症、严重高血压病等患者禁用；危重外科疾病、严重化脓感染性疾病患者需要进行抢救治疗；腹部皮肤感染、破溃或有炎症者禁用；饱食、饥饿以及过度疲劳者禁用；饭前、饭后半小时内禁用。

【出处】《中医临床研究》2018，10（01）：138-139.

二、非药物外治法

针灸疗法

🥣 **处方 282**

四关（双侧合谷、太冲），复溜，涌泉，足三里，关元，气海。

【操作】先开四关，针刺双侧合谷、太冲，功能滋阴潜阳。再温针灸复溜，盒灸涌泉，使相火归位。如此调理待汗出较少，便从下到上灸足三里，再灸关元、气海，最后施背部长蛇灸，引火下行，从阴引阳。

【适应证】肺卫不固兼心血不足汗证。症见汗出恶风，稍劳汗出尤甚，夜寐盗汗或自汗，五心烦热，或兼午后潮热，两颧色红，体倦乏力，面色少华，舌红少苔，苔薄白，脉细数。

【注意事项】气虚甚者加内服玉屏风散，情志不安者，可加服平肝潜阳、安神助眠之药，痰湿重者加服二陈汤。

【出处】《世界最新医学信息文摘》2018，18（34）：200–201.

处方 283

合谷，复溜，足三里，关元，气海。

【操作】其中合谷、复溜、足三里施针刺，用平补平泻法。关元、气海用艾灸治疗，在穴位上放置艾灸盒，每穴灸治 2 壮，每天 1 次。

【适应证】阴虚火旺兼邪热郁蒸型汗证。症见夜寐盗汗或自汗，五心烦热，或兼午后潮热，两颧色红，蒸蒸汗出，汗液易使衣服黄染，面赤烘热，烦躁，口渴，口苦，小便色黄，舌红少苔舌苔薄黄，脉细数。

【注意事项】肝肾功能损害者，因结核病、风湿病等基础病导致出汗者，合并癫痫者禁用。

【出处】《中国妇幼健康研究》2017，28（10）：1297–1299.

综合评按：汗证是人体常见的功能异常性疾病，是指人体阴阳失调，腠理不固，而致汗液外泄失常的病症。不因外界因素的影响，而白昼时时汗出，动辄益甚者称为自汗；睡时汗出，醒来自止者称为盗汗。汗为心之液，是人体五液之一，由阳气蒸化津液，出于体表而成。汗证之病机纷繁，总不越虚、实二纲。虚证归于气血阴阳四纲，实证责之于湿、热、痰、瘀四因，致脏腑功能失调，营卫失和，汗出异常。治疗当以虚者补之、实者泻之、脱者固之、寒者热之、热者清之为原则，调和气血阴阳，使汗出有度。目前西医疗法常用的主要有乙酰胆碱药物治疗、局部用药治疗、电离子渗透疗法、A 型肉毒素治疗、外科手术治疗等，但仍存在疗效欠佳及副作用较大等问题。近年来，中医治疗汗证的相关研究日益加深，本病使用中医药治疗已显示出很好的疗效，存在广阔前景。汗证辨证，应首辨虚实，依据汗出时间、部位、色泽等辨别，另辨寒热、气血阴阳、脏腑归经等，以补虚、泻实、和解等为治疗法则。中医外治法中针刺疗法可以实现刺激经络循行、改变脏腑功能偏盛偏衰的状态，以期进一步改善临床症状。营卫不和，腠理不固，汗液外泄不止，通过穴位贴敷、中药外洗等可以简单、直接地取得疗效。随着研究的加深，将会有更多的中医特色疗法用于治疗本病，临床可进一步推广。

第十一节　不寐

不寐是脏腑功能紊乱、气血亏虚、阴阳失调，导致不能获得正常睡眠的一类病症，主要表现为睡眠时间、深度不足，严重者可彻夜难眠。西医认为不寐多见于更年期综合征、神经官能症、神经衰弱等。中医将不寐归于"夜瞑""目不瞑""不得卧""不得眠"等。

1. 临床诊断

（1）轻者入睡困难或睡而易醒，醒后不寐，连续3周以上，重者彻夜难眠。

（2）常伴有头痛头昏、心悸健忘、神疲乏力、心神不宁、多梦等。

（3）经各系统及实验室检查，未发现有妨碍睡眠的其他器质性病变。

2. 中医分型

（1）心火偏亢证：心烦不寐，躁扰不宁，怔忡，口干舌燥，小便短赤，口舌生疮，舌尖红，苔薄黄，脉细数。

（2）肝郁化火证：急躁易怒，不寐多梦，甚至彻夜不眠，伴有头晕头胀，目赤耳鸣，口干而苦，便秘溲赤，舌红苔黄，脉弦而数。

（3）痰热内扰证：不寐，胸闷心烦，泛恶，嗳气，伴有头重目眩，口苦，舌红苔黄腻，脉滑数。

（4）胃气失和证：不寐，脘腹胀满，胸闷嗳气，嗳腐吞酸，或见恶心呕吐，大便不爽，舌苔腻，脉滑。

（5）阴虚火旺证：心烦不寐，心悸不安，腰酸足软，伴头晕，耳鸣，健忘，遗精，口干津少，五心烦热，舌红少苔，脉细而数。

（6）心脾两虚证：多梦易醒，心悸健忘，神疲食少，头晕目眩，伴有四肢倦怠，面色少华，舌淡苔薄，脉细无力。

（7）心胆气虚证：心烦不寐，多梦易醒，胆怯心悸，触事易惊，伴有气短自汗，倦怠乏力，舌淡，脉弦细。

一、药物外治法

（一）穴位贴敷疗法

处方 284

吴茱萸、酸枣仁、黄连各 2g，肉桂 0.2g。

【用法】将吴茱萸、酸枣仁、黄连各 2g，肉桂 0.2g 研为粉末，加适量白醋调成直径 2cm 饼状药膏，在睡前分别贴于两侧涌泉穴以及神阙穴，次日早晨取下。隔天 1 次，3 次 / 周。

【适应证】阴虚火旺型不寐。症见心烦不寐，心悸不安，腰酸足软，伴头晕，耳鸣，健忘，遗精，口干津少，五心烦热，舌红少苔，脉细而数。

【注意事项】在接受治疗期间避免食用刺激性食物，禁烟、酒，保持心情舒畅。合并肝、肾和造血系统等严重原发性疾病及精神病患者、肿瘤患者、妊娠妇女、哺乳期妇女忌用。

【出处】《中西医结合心血管病电子杂志》2018，6（09）：143，146.

（二）穴位注射疗法

处方 285

天麻素注射液。

【用法】天麻素注射液（2ml）1 支，2ml 注射针管 1 支，注射用针头 1 支。取穴：安眠穴（翳风与风池穴连线的中点），取双侧。操作步骤：用注射针管吸取天麻素注射液，然后换上 1ml 注射器的针头（减少患者的疼痛）。患者取坐位，穴位严格消毒后，缓慢进针，回抽无血，即可注射 1ml 的天麻素注射液在 1 个穴位，接着缓慢取出，用棉球按住针孔，双侧行同样的操作。1 周 1 次，1 周为 1 个疗程，休息 2 天，再进行下 1 个疗程。

【适应证】肝郁化火型不寐。症见急躁易怒，不寐多梦，甚至彻夜不眠，伴有头晕头胀，目赤耳鸣，口干而苦，便秘溲赤，舌红苔黄，脉弦而数。

【注意事项】在接受治疗期间避免食用刺激性食物，禁烟、酒，保持心情舒畅。合并肝、肾和造血系统等严重原发性疾病及精神病患者、肿瘤患者、妊娠妇女、哺乳期妇女忌用。

【出处】《中国民间疗法》2016，24（11）：32.

处方 286

维生素 B_{12} 注射液。

【用法】用 2ml 注射器抽取维生素 B_{12} 注射液，患者取坐位，穴位严格消毒后，缓慢进针，回抽无血后，即可注射药物，每侧丰隆穴各 1ml，接着缓慢取出，用棉球按压针孔。

【适应证】肝郁化火型不寐。症见急躁易怒，不寐多梦，甚至彻夜不眠，伴有头晕头胀，目赤耳鸣，口干而苦，便秘溲赤，舌红苔黄，脉弦而数。

【注意事项】在接受治疗期间避免食用刺激性食物，禁烟、酒，保持心情舒畅。合并肝、肾和造血系统等严重原发性疾病及精神病患者、肿瘤患者、妊娠妇女、哺乳期妇女忌用。

【出处】《世界最新医学信息文摘》2019，19（28）：20，24.

处方 287

生理盐水。

【用法】双侧风池穴局部常规消毒，用 5ml 注射器抽取生理盐水 2ml，针头为皮试针头，于颈后双侧风池穴位进针，进针方向斜向对侧眼球，深度为 0.5~1.0 寸，回抽无血后注射药物，每侧风池穴各注射 1ml，针后在风池穴局部轻微揉按 2~3 分钟，每天下午 4 时左右注射 1 次，5 天为 1 个疗程。

【适应证】肝郁化火型不寐。症见急躁易怒，不寐多梦，甚至彻夜不眠，伴有头晕头胀，目赤耳鸣，口干而苦，便秘溲赤，舌红苔黄，脉弦而数。

【注意事项】合并肝、肾和造血系统等严重原发性疾病及精神病患者、肿瘤患者、妊娠妇女、哺乳期妇女禁用。

【出处】《实用中西医结合临床》2010，10（01）：16-17.

（三）中药浴足疗法

处方288

夜交藤、合欢皮、丹参、炒枣仁各15g，肉桂、川芎、石菖蒲各10g。

【用法】将上药放入煎药机统一煎煮，180ml/包，取2包置入足浴治疗器中稀释至4L，足浴器加热至40°C，将双足放入浸泡，1次/天，30分钟/次。

【适应证】痰热内扰型不寐。症见不寐，胸闷心烦，泛恶，嗳气，伴有头重目眩，口苦，舌红苔黄腻，脉滑数。

【注意事项】合并肝、肾和造血系统等严重原发性疾病及精神病患者、肿瘤患者、妊娠妇女、哺乳期妇女禁用。

【出处】《实用中医内科杂志》2019，33（04）：29-32.

二. 非药物外治法

（一）艾灸疗法

处方289

上星、劳宫、涌泉、申脉、风府为主的十三鬼穴。肝郁化火，配太冲（双侧）、三阴交（双侧）；胃气失和，配脾俞（双侧）、心俞（双侧）、足三里（双侧）；心脾两虚，配足三里（双侧）、血海（双侧）、内关（双侧）；阴虚火旺，配涌泉（双侧）、三阴交（双侧）；心虚胆怯，配内关（双侧）、太冲（双侧）等。如患者出现盗汗、目赤、舌红咽干等阴虚火旺或实热症状时均加灸劳宫、涌泉。

【操作】采用2cm的艾灸条施灸，首先取主穴进行艾灸，再根据临床辨证取配穴，操作方法如下：患者俯卧，辨证后取相应穴位。艾条点燃端离所取穴位皮肤2~3cm，以由上至下、由左至右、由后至前、由阳至阴的顺序施灸，使每穴出现局部透热、扩热、传热，以患者感觉温热舒适为度，防止烫伤。如患者有糖尿病病史，在施灸过程中应经常询问患者皮肤感受，以免烫伤。每穴每次灸15分钟，10次为1个疗程，每次灸毕各穴以拇指按压2~3分钟。

【适应证】不寐。症见入睡困难或多梦易醒，伴胃脘不适，腹胀，气短乏力或易受惊吓或盗汗，目赤，舌红咽干。

【注意事项】在接受治疗期间避免食用刺激性食物，禁烟、酒，保持心情舒畅。合并肝、肾和造血系统等严重原发性疾病及精神病患者、肿瘤患者、妊娠妇女、哺乳期妇女忌用。

【出处】《中西医结合护理（中英文）》2019，5（04）：35-37.

（二）耳穴压豆疗法

处方 290

耳穴：颈椎区，神门，心，皮质下，肝，枕。

【操作】将王不留行籽用胶布贴压相应耳区，每次贴一侧，左右耳交替，隔3~4天换另一侧，刺激强度以患者能耐受为度，让患者每天自行按压4~5次，2~3天1次，治疗4周。

【适应证】心火偏亢型不寐。症见心烦不寐，躁扰不宁，怔忡，口干舌燥，小便短赤，口舌生疮，舌尖红，苔薄黄，脉细数。

【注意事项】在接受治疗期间避免食用刺激性食物，禁烟、酒，保持心情舒畅。合并肝、肾和造血系统等严重原发性疾病及精神病患者、肿瘤患者、妊娠妇女、哺乳期妇女忌用。

【出处】《现代诊断与治疗》2015，26（03）：631-632.

处方 291

耳穴：枕，额，脑点，垂前，心，神门，交感，皮质下。

【操作】每次选基本穴位（枕，额，脑点，垂前，心，神门，交感，皮质下）3~5个，采用观察法和按压法探穴，相应穴区皮肤用75%乙醇消毒。将王不留行籽贴附于0.6cm×0.6cm大小的胶布中央，用镊子夹住，贴敷于选用的穴位上，并用拇、食指指腹按压6~10下，采用耳背对应点对压方法，并询问患者有无酸、胀、痛等得气感。指导患者每日自行按压3~5次（三餐后，睡前以及夜间醒来时），每次每穴按压1分钟，频率适中，以能耐受为宜，按压强度视患者病情而定，如有潮湿脱落，应及时更换，双耳交替。

【适应证】肝郁化火型不寐。症见急躁易怒，不寐多梦，甚至彻夜不眠，伴有头晕头胀，目赤耳鸣，口干而苦，便秘溲赤，舌红苔黄，脉弦而数。

【注意事项】在接受治疗期间避免食用刺激性食物，禁烟、酒，保持心情舒畅。合并肝、肾和造血系统等严重原发性疾病及精神病患者、肿瘤患者、妊娠妇女、哺乳期妇女忌用。

【出处】《世界最新医学信息文摘》2019，19（28）：20，24.

（三）针刺疗法

处方 292

百会，厉兑，隐白，足窍阴，三阴交，大巨，气海，关元。

【操作】嘱患者取仰卧位，穴位处皮肤常规消毒后，百会穴采用毫针扬刺法，以患者百会穴感沉重、有压迫感为度。双侧厉兑、隐白、足窍阴穴采用直刺法，行捻转补法，以患者脚部收缩为度。三阴交、大巨、气海、关元穴采用毫针直刺法，上穴均行捻转补法，每 10 分钟行针 1 次。治疗中每次留针 30 分钟，每天 1 次，10 天为 1 个疗程，连续治疗 1 个月。

【适应证】肝郁化火型不寐。症见急躁易怒，不寐多梦，甚至彻夜不眠，伴有头晕头胀，目赤耳鸣，口干而苦，便秘溲赤，舌红苔黄，脉弦而数。

【注意事项】治疗期间忌食辛辣、油腻食物，忌烟、酒，保持心情舒畅。合并肝、肾和造血系统等严重原发性疾病及精神病患者、肿瘤患者、妊娠妇女、哺乳期妇女忌用。

【出处】《世界最新医学信息文摘》2019，19（78）：144-145，151.

处方 293

主穴：神门，后溪，列缺，申脉，照海，神门。配穴：内关，足三里，阴陵泉。

【操作】患者取仰卧位，选择 0.30mm×50mm 一次性无菌针灸针，使用 75% 乙醇消毒皮肤后进针，神门直刺 8~13mm，后溪、内关直刺 13~20mm，列缺向上斜刺 13~25mm，申脉、照海直刺 25~30mm，阴陵泉、足三里直刺 25~38mm，得气后申脉行补法，照海行泻法，余穴行平补平泻法，留针 30 分钟，每 15 分钟行针 1 次。每日 1 次，治疗 5 天后休息 2 天，10 次为 1 个疗程，治疗 2 个疗程。

【适应证】心火偏亢型或肝郁化火型不寐。症见心烦不寐，躁扰不宁，怔忡，口干舌燥，小便短赤，口舌生疮，舌尖红，苔薄黄，脉细数。或急躁易怒，不寐多梦，甚至彻夜不眠，伴有头晕头胀，目赤耳鸣，口干而苦，便秘溲赤，舌红苔黄，脉弦而数。

【注意事项】治疗期间忌食辛辣、油腻食物，忌烟、酒，保持心情舒畅。合并肝、肾和造血系统等严重原发性疾病及精神病患者、肿瘤患者、妊娠妇女、哺乳期妇女忌用。

【出处】《中国民间疗法》2019，27（13）：97–98.

处方 294

百会，神庭，风池（双侧），神门（双侧），内关（双侧），三阴交（双侧）。

【操作】患者取仰卧位，用 75% 乙醇棉球消毒以上穴位，采用 0.25mm×40mm 毫针刺入皮下 13~25mm，得气后施平补平泻法，留针 30 分钟。每周治疗 3 次，4 周为 1 个疗程。

【适应证】阴虚火旺型不寐。症见心烦不寐，心悸不安，腰酸足软，伴头晕，耳鸣，健忘，遗精，口干津少，五心烦热，舌红少苔，脉细而数。

【注意事项】治疗期间忌食辛辣、油腻食物，忌烟、酒，保持心情舒畅。合并肝、肾和造血系统等严重原发性疾病及精神病患者、肿瘤患者、妊娠妇女、哺乳期妇女忌用。

【出处】《中华中医药学刊》2013，31（11）：2420–2422.

处方 295

心俞，脾俞，百会，神庭，神门，中脘，气海，足三里。

【操作】治疗部位皮肤常规消毒，行常规补泻手法。每周治疗 3 次，每次留针 30 分钟，治疗 4 周共 12 次为 1 个疗程。百会：平刺 0.5~0.8 寸，施捻转补法 1 分钟；神庭：平刺 0.3~0.5 寸，施捻转泻法 1 分钟；中脘：直刺 1.0~1.5 寸，施捻转补法 1 分钟；神门：直刺 0.3~0.5 寸，施捻转补法 1 分钟；气海：直刺 1.0~1.5 寸，施捻转补法 1 分钟；足三里：直刺 1.0~1.5 寸，施捻转补法 1 分钟；心俞：向内斜刺 0.5~0.8 寸，施捻转泻法 1 分钟；脾俞：

向内斜刺 0.5~0.8 寸，施捻转补法 1 分钟。

【适应证】痰热内扰型不寐。症见不寐，胸闷心烦，泛恶，嗳气，伴头重目眩，口苦，舌红苔黄腻，脉滑数。或不寐，脘腹胀满，胸闷嗳气，嗳腐吞酸，或见恶心呕吐，大便不爽，舌苔腻，脉滑。

【注意事项】治疗期间忌食辛辣、油腻食物，忌烟、酒，保持心情舒畅。合并肝、肾和造血系统等严重原发性疾病及精神病患者、肿瘤患者、妊娠妇女、哺乳期妇女忌用。

【出处】《中西医结合心血管病电子杂志》2018，6（11）：38–39.

处方 296

人中，百会，印堂，安眠（双侧），神门（双侧），内关（双侧），三阴交（双侧），太冲（双侧），行间（双侧）。

【操作】患者取仰卧位。采用 0.25~25mm 毫针，常规消毒针刺穴位。人中穴斜向上 45° 刺入，进针 0.3~0.5 寸，轻、快连续刺激，以患者感双目湿润为度（180 次 / 分，持续刺激 5 秒）；百会穴向后神聪方向平刺 0.5 寸，施捻转提插相结合泻法；印堂穴，捏起皮肤，向下平刺 1 寸，施平补平泻手法；安眠穴直刺 0.5~0.8 寸，施平补平泻手法；神门穴直刺 0.3~0.5 寸，施平补平泻手法；内关穴直刺 0.5~1 寸，施捻转提插相结合泻法；三阴交直刺 0.5~1 寸，施捻转提插相结合泻法；行间穴直刺 0.5~1 寸，施捻转提插相结合泻法；太冲穴直刺 0.5~1 寸，施捻转提插相结合泻法。诸穴得气后留针 30 分钟，每天 1 次，5 天为 1 个疗程，中间休息 1 天。

【适应证】阴虚火旺型不寐。症见心烦不寐，心悸不安，腰酸足软，伴头晕，耳鸣，健忘，遗精，口干津少，五心烦热，舌红少苔，脉细而数。

【注意事项】治疗期间忌食辛辣、油腻食物，忌烟、酒，保持心情舒畅。合并肝、肾和造血系统等严重原发性疾病及精神病患者、肿瘤患者、妊娠妇女、哺乳期妇女忌用。

【出处】《点刺人中配合常规针刺治疗肝郁化火型不寐临床疗效观察》樊思恩，2019 年。

（四）放血疗法

处方 297

舌下络脉，心俞。

【操作】穴位皮肤常规消毒，右手持三棱针对准穴位直刺，迅速出针，针刺深度以针尖述"中营"为度，让血液自然流出，心俞穴可配合拔罐疗法，待出血停止后，以 75% 乙醇棉球清理创口周围的血液。每次操作 10 分钟，每周 2 次，共治疗 4 次。

【适应证】心火偏亢型不寐。症见心烦不寐，躁扰不宁，怔忡，口干舌燥，小便短赤，口舌生疮，舌尖红，苔薄黄，脉细数。

【注意事项】妊娠或哺乳期妇女，合并心血管、肺、肝、肾和造血系统等严重原发性疾病，或有精神疾病患者不可用。

【出处】《湖南中医杂志》2019，35（10）：69-71.

（五）推拿疗法

处方 298

印堂，百会，大鱼际，太阳，风池，安眠，廉泉，承浆，涌泉。

【操作】患者取仰卧位，操作者位于患者头顶侧进行穴位推拿。每步骤约 1 分钟，进行 5 个来回，全程约 30 分钟。推拿步骤：①开天门：两拇指以自下而上交替直推，由眉心（印堂穴）按揉至百会（两眉中间至前百会成一直线）。②推坎宫：双手大鱼际及拇指自印堂沿眉向眉梢成一横线作分推至太阳穴。③揉太阳：拇指指端揉按太阳穴。④揉百会：拇指按或揉。⑤勾风池，压安眠：以中指指端由风池勾至安眠处做按压；⑥勾廉泉：双手中指由安眠穴顺势勾至下颌廉泉穴，以中指指端勾按。⑦按承浆：以食指固定下颌，拇指按压承浆穴。⑧用食指关节点揉涌泉。

【适应证】肝郁化火型不寐。症见急躁易怒，不寐多梦，甚至彻夜不眠，伴有头晕头胀，目赤耳鸣，口干而苦，便秘溲赤，舌红苔黄，脉弦而数。

【注意事项】推拿过程中，引导患者紧闭双目，以意念放松全身心，缓慢腹式呼吸，使呼吸深长、自然、匀细，保持在 12~15 次／分钟。合并肝、肾和造血系统等严重原发性疾病及精神病患者、肿瘤患者、妊娠妇女、哺乳期妇女忌用。

【出处】《中西医结合护理（中英文）》2019，5（04）：35–37.

（六）耳穴掀针疗法

处方 299

耳穴：神门，交感，皮质下，心，脾，肾，垂前。

【操作】患者取坐位，先用 75% 乙醇棉球将一侧耳廓消毒，再用金属探棒按压所取耳穴，找出敏感点，接着取一个掀针，拆下密封纸，将塑料容器向后曲折，用拇指和食指夹紧其中一半剥离纸和胶布，将他们一并从另一半剥离纸分开，并从塑料容器中取出，将针直接应用在已消毒的穴位敏感点上，按压粘附扎好，除去剥离纸，将胶布压好以确保粘附稳妥，每日按揉 3 次，每次约 1 分钟，以出现酸胀、发热但能耐受为度，两次按揉时间间隔 4 小时。隔日治疗 1 次，左右耳交替。

【适应证】阴虚火旺型不寐。症见心烦不寐，心悸不安，腰酸足软，伴头晕，耳鸣，健忘，遗精，口干津少，五心烦热，舌红少苔，脉细而数。

【注意事项】耳廓皮肤破损者，合并肝、肾和造血系统等严重原发性疾病及精神病患者、肿瘤患者、妊娠妇女、哺乳期妇女，酗酒者或精神药物依赖者禁用。

【出处】《上海针灸杂志》2017，36（06）：719–722.

（七）掀针疗法

处方 300

心俞，脾俞，百会，神庭，神门，中脘，气海，足三里。

【操作】医师手部严格消毒。治疗部位皮肤常规消毒，待皮肤干燥后，掀针垂直刺入穴位，以穴位局部不感觉疼痛为度，留针 48 小时，每周 2 次，8 次为 1 个疗程。

【适应证】胃气失和型不寐。症见不寐，脘腹胀满，胸闷嗳气，嗳腐吞酸，或见恶心呕吐，大便不爽，舌苔腻，脉滑。

【注意事项】皮肤破损者，合并肝、肾和造血系统等严重原发性疾病及精神病患者、肿瘤患者、妊娠妇女、哺乳期妇女，酗酒者或精神药物依赖者禁用。

【出处】《中西医结合心血管病电子杂志》2018, 6（11）: 38-39.

（八）拔罐疗法

处方301

中脘，气海，心俞，胃俞，足三里。

【操作】临睡前用5个真空拔火罐，分别拔于中脘穴、气海穴、心俞穴、胃俞穴、足三里穴，留罐10分钟，每天1次，2周为1个疗程。

【适应证】肝郁化火型或胃气失和型不寐。症见急躁易怒，不寐多梦，甚至彻夜不眠，伴有头晕头胀，或不寐，脘腹胀满，胸闷嗳气，嗳腐吞酸，或见恶心呕吐，大便不爽，舌苔腻，脉滑。

【注意事项】合并心脑血管、肝、肾及造血系统等严重危及生命的原发性疾病，妊娠或哺乳期妇女及精神病患者禁用。

【出处】《实用中医药杂志》2017, 33（05）: 556-557.

（九）刺络拔罐结合针刺疗法

处方302

针刺穴：百会，头维，太阳，安眠，水沟，内关，神门。刺络放血拔罐：大椎穴。

【操作】（1）针刺操作方法：医者采用单手进针法，百会穴向后平刺10~12mm，进针得气后行快速捻转，施平补平泻法；双侧头维穴向后平刺8~10mm；太阳穴直刺10~12mm，并施以捻转补法；水沟穴向鼻中隔方向斜刺7~13mm，行提插捻转；安眠穴直刺10~12mm，内关直刺10~12mm，神门直刺8~10mm，常规进针不捻转。得气后留针50分钟，每天针刺1次。

（2）刺络拔罐操作方法：待针刺结束5分钟后，选取大椎穴，先用双手对该处局部皮肤进行揉按，促进局部血液循环。后对局部皮肤进行碘伏消毒，再用一次性三棱针在该处点刺3~5次，进行放血，点刺过程中右手持针，左手挤压、提捏大椎穴周围皮肤，保证点刺深度的同时以防刺到深层组织。点刺时可根据患者体质选用直刺或斜刺，保证刺入深度即可。点刺完毕若局部出血量少或未出血，可以对该处局部皮肤进行挤压以促进排血，若点刺后血液流出则直接进行拔罐。根据患者体型选用大小适中的火罐，采用闪火法拔罐，留罐 5~8 分钟。出血量一般为 1~5ml，若出血量较大则提早起罐。起罐后以无菌干棉球将局部擦拭干净即可。

【适应证】心火偏亢型或肝郁化火型不寐。症见心烦不寐，躁扰不宁，怔忡，口干舌燥，小便短赤，口舌生疮，或急躁易怒，不寐多梦，甚至彻夜不眠，伴有头晕头胀，目赤耳鸣，口干而苦，便秘溲赤，舌红苔黄，脉弦而数。

【注意事项】合并心脑血管、肝、肾及造血系统等严重危及生命的原发性疾病，妊娠或哺乳期妇女及精神病患者禁用。

【出处】《刺络拔罐结合针刺治疗原发性失眠的临床观察》姚嘉永，2019 年 .

（十）火针疗法

处方 303

督脉。

【操作】患者取俯卧位，于督脉取穴，自大椎由上到下至尾椎进行点刺治疗，每两椎体棘间定点（共 18 穴）。采用碘伏消毒后，采用 0.50mm×40mm 细火针点刺治疗，3 天内针孔处禁止沾水。每周 1 次，共治疗 2 周。

【适应证】心胆气虚型不寐。症见心烦不寐，多梦易醒，胆怯心悸，触事易惊，伴有气短自汗，倦怠乏力，舌淡，脉弦细。

【注意事项】合并心脑血管、肝、肾及造血系统等严重危及生命的原发性疾病，妊娠或哺乳期妇女及精神病患者禁用。

【出处】《中国民间疗法》2019，27（20）：22–24.

（十一）平衡火罐联合引阳入阴疗法

处方 304

督脉及膀胱经，百会，印堂，太阳，风池，承浆，廉泉，安眠。

【操作】平衡火罐：在背部两侧膀胱经分别闪罐 3 个来回，一个从上而下，一个从下而上；揉罐，闪罐至火罐温热时，将火罐沿督脉及膀胱经走向揉背部 3 次；走罐，涂少量润滑油于背部，沿督脉及膀胱经走向推罐 3 个来回，推罐吸力适中，顺序为先中间，后两边，以皮肤起红晕为度；抖罐，沿背部两侧膀胱经分别抖罐 3 个来回；留罐，所有手法完成，留罐 5~10 分钟，检查吸附力；起罐，一手夹持罐体，另一手拇指按压罐口皮肤，待空气进入罐内，即可顺利起罐，起罐时勿强拉，以免损伤皮肤。

引阳入阴气息导引推拿法：开天门（两拇指以"一指禅"自下而上交替直推，由眉心按揉至百会约 1 分钟），推坎宫（双手大鱼际及拇指自印堂沿眉向眉梢成一横线分推至太阳穴 1 分钟），揉太阳（以蝴蝶飞手法用拇指指端揉太阳穴 1 分钟），揉百会（拇指按或揉，亦称按百会约 1 分钟），勾风池压安眠（以中指指端由风池穴勾至安眠穴做按压约 1 分钟），勾廉泉（双手中指由安眠穴顺势勾至下颌廉泉穴，以中指指端勾按约 1 分钟），按承浆（以一侧食指固定下颌，拇指按压承浆穴约 1 分钟）。上述步骤根据患者需要重复 2~3 个轮回。操作中每个步骤按压 30~50 次，按压速度为 120~160 次/分，操作安排在中午、晚 9 时进行。在头面部推拿操作过程中，操作者以缓慢腹式呼吸引导患者跟随节奏，将气体缓慢地传送到腹部脐下，使腹部任其自然地起伏鼓荡。吸气时腹部充实饱满，呼气时腹部紧张内裹，使呼吸更加深长、自然、匀细。通过意识将气徐徐吞吐，保持呼吸频率为 12 次/分以下，使呼吸渐缓，脉搏频率降低，机体气机的升降开合调整到最佳状态。同时，告知患者专注于呼吸，随着操作者的口令，以意念从足底渐次放松，直至头部，最后达到形松神静、逐渐入睡状态。平衡火罐 1 次/3 天，治疗 15 分钟/次；引阳入阴气息导引推拿法 1 次/天，10 分钟/次。2 周为 1 个疗程。

【适应证】心胆气虚型不寐。症见心烦不寐，多梦易醒，胆怯心悸，触事易惊，伴有气短自汗，倦怠乏力，舌淡，脉弦细。

【注意事项】合并心脑血管、肝、肾及造血系统等严重危及生命的原发性疾病，妊娠或哺乳期妇女及精神病患者禁用。

【出处】《陕西中医》2019，40（03）：344-346.

（十二）面部浅筋膜埋线疗法

处方 305

印堂透山根，攒竹上 3cm 透攒竹，阳白透鱼腰，太阳透颧髎，丝竹空透太阳，四白透迎香，上关透下关，下关透颊车，颊车透大迎，地仓透迎香，夹承浆透夹承浆。

【操作】患者仰卧，冰袋冰敷整个面部 10~15 分钟（以收缩血管，减少出血，减轻疼痛），安尔碘皮肤消毒剂消毒穴区，按所透穴位距离选取不同长度平滑线。由于线体在皮下浅筋膜具有收紧作用，为避免出现面部不对称，采取两侧对称埋线。治疗时点、线结合，同一经脉的穴位以穴位为点，以经脉循行为线，如阳白透鱼腰、下关透颊车、颊车透大迎，遵循"离穴不离经"原则；不同经脉则按两穴距离长短选取不同长度的针具，沟通二经气血，如地仓透迎香、太阳透颧髎等，线体埋入皮下浅筋膜层。进针时避开表皮可见血管，起针后用消毒纱布按压针孔至不出血，用 75% 乙醇棉球擦拭脱碘，红霉素眼药膏涂布针孔，12 小时后可用温水洗脸。

【适应证】痰热内扰型不寐。症见不寐，胸闷心烦，泛恶，嗳气，伴有头重目眩，口苦，舌红苔黄腻，脉滑数。

【注意事项】妊娠或哺乳期妇女；合并心血管、肺、肝、肾和造血系统等严重原发性疾病，或有精神疾患者禁用。

【出处】《中国针灸》2019，39（01）：16–18.

（十三）埋线疗法

处方 306

①五脏俞（心俞、肺俞、肝俞、脾俞、肾俞）加膈俞穴。②五神穴（魄户、神堂、魂门、意舍、志室）加膈关穴。③督七针：大椎、身柱、神道、至阳、中枢、命门、腰阳关。

【操作】患者俯卧，安尔碘皮肤消毒剂消毒穴位，将线体装入埋线针前端，避开表皮血管，五脏俞加膈俞穴、五神穴加膈关穴均从穴位上 1cm 向下沿膀胱经皮下浅筋膜植入线体，督七针从穴位下 1cm 向上沿督脉皮下浅筋膜植入线体。将针平刺入穴位浅筋膜层，进针约 2.5cm 后，边退针边推针芯，将线体埋入穴位皮下组织内，线体不得露出皮肤。

【适应证】痰热内扰型不寐。症见不寐，胸闷心烦，泛恶，嗳气，伴有头重目眩，口苦，舌红苔黄腻，脉滑数。

【注意事项】以下患者禁用：①妊娠或哺乳期妇女。②合并心血管、肺、肝、肾和造血系统等严重原发性疾病，或有精神疾患者。

【出处】《中国针灸》2019，39（01）：16-18.

处方 307

百会，神庭，风池（双侧）。

【操作】取百会、神庭、风池（双侧）4个穴位，患者取坐位，用2.5%碘酒消毒穴位，75%乙醇脱碘。将1cm长的4-0号羊肠线从7号注射针头前端处全部置入针身内，从后端置入0.4mm×50mm平头针作为针芯。右手持注射针头在穴位局部快速刺入皮下，再缓慢刺入1~1.5cm，行轻度提插得气后，边推针芯边退针管，使羊肠线埋植于穴位皮下组织或肌层内，线头不得外露，消毒针孔。每周施术1次，4周为1个疗程。

【适应证】心火偏亢型或肝郁化火型不寐。症见心烦不寐，躁扰不宁，怔忡，口干舌燥，小便短赤，口舌生疮，舌尖红，苔薄黄，脉细数。或急躁易怒，不寐多梦，甚至彻夜不眠，伴有头晕头胀，目赤耳鸣，口干而苦，便秘溲赤，舌红苔黄，脉弦而数。

【注意事项】妊娠或哺乳期妇女，合并心血管、肺、肝、肾和造血系统等严重原发性疾病，或有精神疾患者不可用。

【出处】《中华中医药学刊》2013，31（11）：2420-2422.

综合评按： 不寐主要表现为睡眠时间、深度不足，严重者可彻夜难眠。其发生与阴阳不交、营卫失和、脏腑功能失调有关。《灵枢·大惑论》中说："厥气客于五脏六腑则卫气独卫卫外，行于阳，不得入于阴。行于阳则阳气盛，阳气盛则阳跷陷，不得入于阴，阴虚，故目不瞑。"指出失眠的病机与五脏六腑气机升降失调、阳不入于阴有关，五脏六腑气机升降失调会导致卫气不能循常道运行，夜晚不能行于阴，故而出现失眠。《诸病源候论·大病后不得眠候》说："大病之后，脏腑尚虚，营卫不和，故生于冷热。阴气虚，卫气独行于阳，不入于阴，故不得眠。"指出脏腑功能失调和营卫不和是失眠的主要病机。失眠病机与五脏六腑关系密切，但以心神不宁为主，其本在心。《景岳全书》云："善寐本乎阴，神其主也，神安则寐，神不安则不寐。其所以不安者，一由邪气之扰，一由营气之不足耳。有邪者多实证，无邪者皆虚证。"我们认为不寐的形成原因主要包括情志失常、饮食不当、忧思劳倦、年龄因素及素体虚弱。其病位主要在心，与肝、脾、肾关系密切。治疗应以宁心安神为法。中医外治一般采用针灸、中药、耳穴、穴位埋线、皮内针等方法治疗失眠，作用于相应的腧穴或施治部位，治疗该病形式多样，效果显著，既缓解了西药毒副作用的影响，又避免了中药口感差、服用困难的缺点，同时对患者日常活动影响较小，可缩短在院治疗周期，减少患者来院治疗频率，能适应快速发展的社会生活，尤其适用于工作繁忙的上班族、学生及行动不便的老年人，同时外治法可提高患者主动参与度，依从性较好。

《当代中医外治临床丛书》
参编单位

（排名不分先后）

总主编单位

河南大学中医药研究院　　　　　　中华中医药学会慢病管理分会

开封市中医院　　　　　　　　　　海南省中医院

北京中医药大学深圳医院

副总主编单位（排名不分先后）

北京中医药大学　　　　　　　　　南京中医药大学

山东中医药大学　　　　　　　　　河南大学中医院

黑龙江中医药大学　　　　　　　　辽宁中医药大学

四川省第二中医医院　　　　　　　浙江省义乌市中医医院

南阳理工学院张仲景国医国药学院　湖北省英山县人民医院

河南省中医糖尿病医院　　　　　　江西省高安市中医院

河南省长垣中西医结合医院　　　　甘肃省兰州市中医医院

甘肃省兰州市西固区中医院　　　　河南省开封市儿童医院

河北省馆陶县中医院　　　　　　　湖北省咸宁市中医院

湖北省武穴市中医院　　　　　　　中日友好医院

编委单位（排名不分先后）

河南省中医院　　　　　　　　　　河南省开封市第五人民医院

南阳理工学院张仲景国医国药学院　河南省郑州市中医院

开封市中医糖尿病医院　　　　　　河南省项城市中医院

广东省深圳市妇幼保健院　　　　　河南省荥阳市中医院

山东省聊城市中医院

中国人民解放军陆军第 83 集团军医院

甘肃省兰州市西固区中医院

成都中医药大学

江苏省扬州市中医院

江苏省盐城市中医院

江苏省镇江市中医院

河北省石家庄市中医院

河南省三门峡市中医院

河南省三门峡市颐享糖尿病研究所

河南省安阳市中西医结合医院

河南省林州市人民医院

广州中医药大学顺德医院附属均安医院

河南省南阳市中医院

河南省南阳名仁医院

河南省骨科医院

河南省濮阳市中医院

四川省南部县中医院

贵州省福泉市中医院

浙江省义乌市中医医院

海南省三亚市中医院

黑龙江省安达市中医医院

湖北省天门市中医院

湖北省老河口市中医医院

深圳市罗湖区中医院